常见心血管疾病
中西医防治 100 问

曹 阳 刘淑清 主 编

上海大学出版社

图书在版编目(CIP)数据

常见心血管疾病中西医防治100问 / 曹阳,刘淑清主编. —上海:上海大学出版社,2023.12
(健康科普,你问我答)
ISBN 978-7-5671-4887-1

Ⅰ.①常… Ⅱ.①曹… ②刘… Ⅲ.①心脏血管疾病
−中西医结合−诊疗−问题解答 Ⅳ.①R54

中国国家版本馆 CIP 数据核字(2023)第235620号

责任编辑 陈 露
封面设计 缪炎栩
技术编辑 金 鑫 钱宇坤

常见心血管疾病中西医防治100问
曹 阳 刘淑清 主编
上海大学出版社出版发行
(上海市上大路99号 邮政编码200444)
(https://www.shupress.cn 发行热线 021-66135112)
出版人 戴骏豪

*

南京展望文化发展有限公司排版
上海普顺印刷包装有限公司印刷 各地新华书店经销
开本890 mm×1240 mm 1/32 印张7.75 字数160千
2024年1月第1版 2024年1月第1次印刷
ISBN 978-7-5671-4887-1/R·46 定价 50.00元

编委会

序

心血管疾病健康科普对于个人和社会健康的重要性不言而喻。在心血管疾病高发对社会经济造成了巨大负担的总体背景下，通过科学、具有吸引力的健康科普，可以提高公众对心血管疾病的认识，提升健康意识，从而促进健康行为，助力实现疾病的早发现、早诊断、早治疗。可以说，良好的科学普及是提升社会的整体健康水平的基石，因此，我非常欣慰地看到本书的出版！

本书的最大特色有两点。一是提问式的编写格式，将居民们感兴趣的问题直接分章分节，方便读者们按需取用，简单明快；二是不厚此薄彼，同一问题同时让中医医生和西医医生进行回答，融合中西医对同一问题的见解。同一问题，中西医既有不同的切入点，又能够在总体原则上体现连贯和统一。从这两个特点中，我们也可以看到作者们的总体观点十分明确：在疾病的防控中，中医与西医并不是对立的关系，而是可以相互借鉴、互补发展的。

本书针对常见的心血管疾病的预防、控制、治疗等环节，既介绍了西方医学的现代理论和先进技术，也强调了中医中药在心血管疾病防治中的独特优势。希望读者们通过本书，能够深入了解中西医在心血管疾病防治中的交融之处，从而更好地应对自身的健康问题。

我诚挚地向各位读者推荐本书，真诚地希望《常见心血管疾病中西医防治100问》能为各位读者提供疾病防控、健康管理方面的有效支撑。我也期待有更多同类有趣、有用的科普书籍多多面世，能够成为广大读者和全体居民构建健康长城的基石。

赵国定

前　言

尊敬的读者：

　　众所周知，心血管疾病是当今最为常见、对我国城乡居民健康危害最大的疾病之一。随着生活方式改变、环境污染加剧及食品结构不断转变，心血管疾病的发病率也在不断增加。据统计，全球因心血管疾病导致的死亡人数每年超过1 700万人。如何预防和治疗心血管疾病，已成为人民群众广泛关注的健康问题。

　　本书以常见心血管疾病为单元，采用100个问题的问答形式，全面介绍包括冠心病、心律失常、高脂血症等常见心血管疾病的基本概念、病因、发病机制、诊断和治疗。每个问题均由中西医专家分别撰写答案，根据问题性质的不同，部分问题注重介绍传统中医的观点和方法，部分问题则重点介绍西医的理论和实践，突出中西医并重、博采众长的特点，读者可以迅速在书籍中找到自己想要了解的问题进行阅读，并通过中西医两方面的角度理解问题，从而产生更为立体、全面的认知。

　　在撰写风格方面，本书注重通俗易懂、简明科学，为读者提供常见心血管疾病预防、诊治、康复和自我管理方面的实用建议，希望成为读者了解心血管疾病的一个全面且易懂的参考工具。无论读者医学知识水平如何，都可以在本书中找到适合自己的内容，获得有益的心血管病防治知识和必要技能。

参与本书创作和编写的有医学专家和临床一线医生，他们不仅在心血管疾病的研究方面有着卓越的成就，还在各自的领域里取得了广泛的社会认可和贡献。我们相信，这些优秀的专家和医生的经验和见解可以为读者提供有价值的参考和指导。

最后，我们要感谢您选择阅读本书。我们真诚地希望，这本《常见心血管疾病中西医防治100问》能为您提供有益的帮助和指导，让您能够更好地保护自己和家人的健康。我们也期待着读者们能够通过本书与我们一起共同探索心血管疾病的防治方法和中西医文化交融的美妙之处。

祝愿您身体健康、幸福快乐！

本书编委会　敬上

目　录

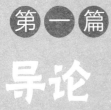

第一篇

导论

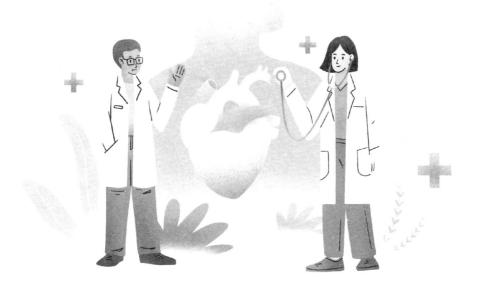

第1章　心血管疾病的定义和分类

1 心血管疾病的定义是什么?

西医说

　　心血管疾病是指影响心脏和相关血管的疾病,泛指由于高血压、糖尿病、高脂血症、血液黏稠、动脉粥样硬化等所导致的心脏等组织缺血性或出血性疾病,如冠心病、心肌梗死、心律失常、心力衰竭等;血管病包括动脉和静脉系统疾病,如高血压、动脉粥样硬化等。

　　心血管疾病是全球范围内最常见的疾病之一,严重威胁人

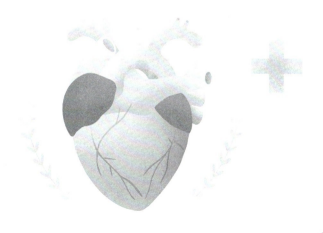

类健康，特别是50岁以上中老年人，具有高患病率、高致残率和高死亡率的特点，是导致死亡和残疾的主要原因之一。即使应用目前最先进、完善的治疗手段，仍可有50%以上的脑血管意外幸存者生活不能完全自理，全世界每年死于心脑血管疾病的人数高达1 500万人，居各种死因之首。

心血管疾病的常见症状有：心悸、气短、端坐呼吸、夜间阵发性呼吸困难、胸骨后的压迫性或紧缩性疼痛、胸闷不适、水肿、发绀、晕厥、咳嗽咯血、虚弱、嗳气、上腹痛、恶心、呕吐；左后背痛、左手臂痛等。心血管疾病通常与心脏、血管的结构和功能异常相关，导致血液循环不畅或供氧供血不足，从而影响身体各组织和器官的正常功能。这些疾病可以由多种原因引起，包括遗传因素、生活方式、饮食习惯、高血压、高血脂、糖尿病等。

早期预防、积极治疗和健康的生活方式是预防和管理心血管疾病的重要措施。通过定期体检、控制危险因素（如吸烟、不良饮食习惯、缺乏运动等）、合理用药并遵循医生的建议，可以降低心血管疾病的发病率和死亡率。

中医说

在中医范畴里，对心血管疾病也有着完善的诊疗体系。而中医研究心血管疾病的学科被称为中医心病学，这里的心是指"中医概念的心"，简单来讲，中医心病包括西医的心脑血管系统病变。在中医理论里，心主血脉，主神明，心病的证候特征主要表现为血脉运行障碍和神志精神活动异常。心有推动血在脉管内运行的作用。在心气、心阳的推动和温煦,心血、心阴的营养和滋润作用下,心的正常搏动维持着正常的心力、心率、心律,以保证血液在脉内正常运行。而心的气、血、阴、阳不足或失调,皆可出现异常的搏动现象,从而产生心血管疾病。心藏神,即心有主宰生命活动和主宰意识、思维、情志等精神活动的功能。若心神失养,精神活动异常,亦会产生相关疾病。中医心病学是中医内科学的一部分,有着完整的学术体系。其内容包括中医心的生理功能、病理变化、心脏的阴阳失调、心与其他脏腑关联所导致疾病的病因、病理变化规律、诊疗方案、用药特点、护理康复、预防调摄及保健养生等。

2　心血管疾病有哪些分类?

 西医说

心血管疾病是指影响心脏和血管系统的一类疾病。以下是一些常见的心血管疾病分类:

(1)心脏病

● 缺血性心脏病:由冠状动脉供血不足引起的疾病,包括心绞痛和心肌梗死。

● 心肌病:心肌结构或功能异常导致心脏收缩和舒张功能受损。

● 心脏瓣膜病:心脏瓣膜受损导致血液流动异常,包括二尖瓣、三尖瓣、主动脉瓣疾病等。

（2）血管疾病

● 动脉硬化：动脉壁变硬和堵塞，导致供血不足，如冠状动脉硬化和脑动脉硬化。

● 动脉瘤：动脉壁膨出，可能破裂导致出血，如腹主动脉瘤和脑动脉瘤。

● 静脉血栓：血液凝结形成的血栓阻塞了静脉，如深静脉血栓形成和肺栓塞。

（3）心律失常

● 心动过速：心脏搏动过快，如心房颤动和室性心动过速。

● 心动过缓：心脏搏动过慢，如窦房结功能障碍和心室起搏器问题。

● 心律不齐：心脏搏动不规则，如心房扑动和心房颤动。

（4）先天性心脏病：出生时就存在的心脏结构异常，如室间隔缺损和法洛四联症。

（5）高血压病：持续的高血压状态，可能引起心脏和血管损害。

（6）中风：由于血管阻塞或破裂导致脑部供血不足或出血。

中医说

在中医心病学体系里，常见疾病包括心悸、胸痹心痛、眩晕、中风病、失眠等。在中医体系里，疾病常常被分为实证和虚证。实证是外感病邪或内邪所致，以结实、强盛为特征的临床表现的病理概括，虚证是自身正气虚弱、脏腑功能减弱所致的虚弱证候。临床常见的心病实证有痰火扰心、饮遏心阳、心血瘀阻；虚证有心气、心血、心阴、心阳不足等。具体证候如下。

（1）痰火扰心：本证表现以心神不安为特征，或胸中感觉躁动烦热，心慌；或心烦多梦，难以入睡；或急躁易怒，容易冲动伤人，舌质红或干裂，舌苔黄，脉弦数。

（2）饮遏心阳：人体内的液体需要运行，当脾肾功能虚弱时，液体常常就会停留。若停留在胸中，阻滞了心阳气，便会出现心慌头晕，小便较少，肢体浮肿，腹胀恶心，舌质颜色淡，舌苔白充满水分，脉弦滑或沉紧。

（3）心血瘀阻：血液运行不畅、淤堵，引起胸闷心慌心痛，痛的位置固定，主要为刺痛或是绞痛，患者口唇青紫色，舌质暗红或有瘀点瘀斑，脉细涩或结代。

（4）心气虚：本证表现为心慌，胸痛气短，活动后加重，面色苍白，汗多，舌色淡，舌苔薄色白，舌边有牙印，脉虚弱无力。

（5）心血虚：心神失养引起心慌、失眠多梦等主要表现，面色苍白，舌淡苔白，脉象较细。

（6）心阴虚：主要表现为心慌、心烦失眠，伴有阴虚内热的表现，面部潮红，口唇上火，舌质红，舌苔少，心率较快，脉细。

（7）心阳虚：心慌，心胸疼痛，面色苍白，怕冷，手足冰凉，容易出虚汗，舌色淡苔白，脉象较沉，久久才来。

第2章 中西医结合防治心血管疾病的理论基础和诊断方法

3 心血管系统由哪些器官组成?

 西医说

心血管系统由以下几个主要器官组成:

(1)心脏:心脏是心血管系统的核心器官,位于胸腔内。它是一个肌肉组织构成的泵,通过收缩和舒张推动血液循环。

(2)血管:血管是将血液输送到全身各部分的管道系统。主要包括动脉、静脉和毛细血管。

● 动脉:动脉是从心脏流出的血管,将富含氧和营养的血液输送到身体各个组织和器官。

● 静脉:静脉是将含有代谢废物和二氧化碳的血液从组织和器官输送回心脏的血管。

● 毛细血管:毛细血管是动脉和静脉之间的细小血管,它们在组织和器官中起到交换氧气、营养和废物的重要作用。

(3)循环系统:循环系统是指血液在心脏和血管之间的循环路径。主要包括两个循环:

● 肺循环：将含有二氧化碳的血液从心脏输送到肺部，经过气体交换后再将含有氧气的血液输送回心脏。

● 体循环：将含有氧气和营养的血液从心脏经动脉分支输送到全身各个组织和器官，经过交换后再将含有废物的血液经静脉返回心脏。

这些器官共同协调工作，确保血液循环和氧气、营养物质的输送，以满足身体各部分的需求。

中医说

在中医体系里，并没有心血管系统这一称呼，而是由中医藏象学说作为基础，阐述了中医心病相关的脏腑。

（1）心：心位于胸腔，在两肺之间，外有心包，形状就像倒垂的莲蕊。心为神之主，起着主宰生命活动的作用，被称为"君主之官""生之本""五脏六腑之大主"。

心的生理功能主要有两方面：一是心主血脉，二是心主神明。

（2）心包：又称"膻中""心主"，是心脏外面的包膜，当外邪侵犯心时，常常先代心抵御病邪，保护心脏。

（3）脑：脑位于颅腔之内，主宰生命活动、精神活动和感觉运动。

（4）心病虽然病位在心，但与肺、肝、脾、肾都有密切关系。

● 肺位于胸腔，主宰呼吸运动，推动和调节全身水液的输布和排泄。

9

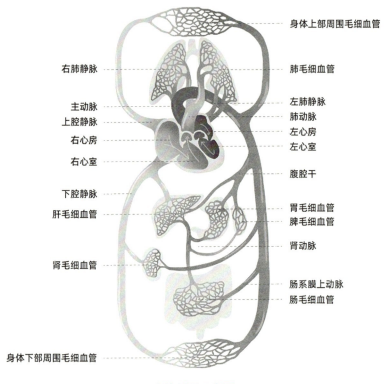

右肺静脉

主动脉
上腔静脉
右心房

右心室

下腔静脉
肝毛细血管

肾毛细血管

身体下部周围毛细血管

身体上部周围毛细血管

肺毛细血管

左肺静脉
肺动脉
左心房
左心室

腹腔干

胃毛细血管
脾毛细血管

肾动脉

肠系膜上动脉
肠毛细血管

血液循环示意图

● 脾,中医所说的"脾",包含了现代解剖学中的脾和胰腺,涉及整个消化系统,甚至血液、内分泌系统。脾的主要功能是消化吸收,运输营养,将水饮化为津液,并将其吸收、转输到全身脏腑。

● 肝具有疏通、调畅全身气机、促进血液与津液的运行和代谢、促进脾胃之气的升降、调畅情志、调节胆汁的分泌排泄、调节排精排卵、行经的作用。

● 肾位于腰部,脊柱两侧,左右各一,形状如同蚕豆。肾有主导生长发育和生殖、调节全身津液代谢、保证吸气深度的作用。

4 心血管系统的功能有哪些?

西医说

心血管系统具有以下几个主要功能:

(1)运输氧气和营养物质:心血管系统通过输送富含氧气和营养物质的血液,将其分配给身体各个组织和器官。氧气是细胞呼吸所必需的,而营养物质(如葡萄糖、氨基酸和脂肪酸)则是维持正常代谢和能量供应的关键。

(2)排除代谢废物:心血管系统还负责收集组织和器官中产生的代谢废物,如二氧化碳和其他代谢产物,并将其运送到相应的排泄器官,如肺和肾脏,以便从体内排除。

(3)维持体温调节:血液通过心血管系统在身体内部循环,帮助调节体温。在体内运输的血液可以根据需要调节热量的分配,从而保持适当的体温。

(4)免疫功能:心血管系统也参与免疫反应。白细胞和抗体等免疫细胞和分子通过血液循环,从而在身体各部分传递和响应免疫信号,帮助对抗感染和疾病。

(5)维持酸碱平衡和电解质平衡:心血管系统通过运输带有酸碱和电解质的血液,维持体液的酸碱平衡和电解质浓度的稳定。这对于维持细胞正常功能和维生素、激素等物质的运输至关重要。

(6)维持血压和血流:心血管系统调节血液的压力和流量,确保足够的灌注和氧气供应到各个组织和器官。心脏的收缩和舒张作用以及血管的收缩和扩张能够调节血压和血流分布。

这些功能共同保持人体内部的平衡和稳定,确保各个组织和器官正常运作。

中医说

在中医里,心主要有主血脉和主神志的作用。

● 心主血脉。心、脉、血三者密切相连,构成一个密闭的血液循环系统。心主血脉包括主血和主脉两个方面。全身的血液都在脉中运行,依赖于心脏的搏动而输送到全身,发挥其濡养的作用。心脏的正常搏动,在中医学理论中认为主要依赖于心气。心气旺盛,才能维持血液在脉内正常地运行,周流不息,营养全身。心气不足,可引起心血管系统的诸多病变。

● 心主神志。在中医学理论中,神有广义和狭义之分。广义之神,是指整个人体生命活动的外在表现。狭义之神,即是指心所主的神志,即人的精神、意识、思维活动。在中医学的藏象学说中,将人的精神、意识、思维活动不仅归属于五脏,而且主要归属于心的生理功能。心主神志的功能正常,则神志清晰,思维敏捷,精神饱满;如功能受损,影响到神志活动,则可出现精神、意识、思维方面的异常表现,可见失眠、多梦、心神不安等表现;也可见反应迟钝、健忘、精神萎靡,甚至昏迷等临床表现。

血液是神志活动的物质基础,只有心主血脉的功能正常,才能发挥其主神志的功能。反过来,只有心神清明,才能更好地调控心血的运行。

● 心在体合脉。脉的生理功能可概括为两个方面：一是气血运行的通道，即脉对血的运行有一定的引导。二是运载水谷精微，以布散周身，滋养脏腑组织器官。

● 心其华在面。这是指心的生理功能是否正常，以及气血的盛衰，可以从面部色泽的变化而显露出来。如心气旺盛，则面部红润光泽；如心气不足，则可见面色发白、黯淡。

● 心开窍于舌。舌的功能是主司味觉，表达语言，舌的功能亦有赖于心功能的正常。如心的功能正常，则舌质红润，舌体柔软，语言清晰，味觉灵敏；如心的功能异常，则见舌体僵硬、发音困难等。

5 心血管疾病需要做哪些检查？

西医说

心血管疾病的确诊和评估通常需要进行一系列的检查和测试。以下是一些常见的心血管疾病检查：

（1）生命体征检查：包括血压测量、心率、呼吸检查和体温测量。这些基本检查可以提供关于心脏和血管功能的初步信息。

（2）血液检查：血液检查可以评估血液中的各种参数，如胆固醇水平、血糖水平、血液成分、肾功能等。这些指标可以提供心血管疾病的风险评估和存在的生理异常。

（3）心电图（ECG）：心电图是心脏电活动的图形化表示，可以检测心脏节律、心脏肥大、心肌缺血和心脏传导异常等。

（4）超声心动图（UCG）：超声心动图使用超声波技术生成心脏的实时图像，可以评估心脏的结构、功能和瓣膜运动。

（5）应力测试：应力测试可以评估心脏在运动负荷下的功能，常见的方法包括运动心电图、核素心肌灌注显像和心脏超声应力测试。

（6）心血管影像学检查：包括心血管磁共振成像（CMR）和计算机断层扫描（CT）等，可以提供更详细的心脏结构和功能信息。

（7）冠脉造影（CAG）：冠脉造影是通过将导管插入血管，注入造影剂来观察冠状动脉的X射线检查。可以评估冠状动脉狭窄、阻塞和血液流动情况。

此外，根据具体情况，医生可能还会进行其他特定的检查和测试，以确诊和评估心血管疾病，如心脏瓣膜检查、心脏组织活检等。具体的检查方案会根据患者的症状、体征和医生的判断进行定制。

中医说

心血管疾病检查大多数以西医为主，也需要进行中医望、闻、问、切四诊来进行中医证候辨识，了解疾病的分类和程度。

中医对心血管疾病的望、闻、问、切方法如下：

（1）望：医生观察病人的面色、舌苔、舌质等。中医认为心脏属火，心火旺盛时，面色红润；若心火不足，则面色苍白或晦暗。舌苔厚腻、舌质暗淡，或舌尖微红、舌边稍干燥，都是心脏疾病的常见舌象。

（2）闻：医生听取患者的心跳声、呼吸声和咳嗽声等。如果发现心律不齐、心率过快或过缓，以及出现气喘等声音，则可能表明存在心血管疾病。

（3）问：医生会主要考虑病人的心悸、气短、心慌、乏力、胸闷等症状，并深入了解病人的生活习惯、饮食、精神状态等，全面分析、判断病因，进行治疗。医生会仔细询问患者身体的寒热情况，是否有疼痛的感觉以及出汗的情况。接下来会了解患者头、身、胸、腹的基本状况。再就是问患者睡眠的质量和时间以及饮食口味是否改变。最后要了解一下患者的大小便情况，进行辨证论治。

（4）切：医生对患者进行脉诊，脉象的形成与脏腑气血密切相关，若脏腑气血发生病变，血脉运行就会受到影响，脉象就有变化。心血管疾病患者常出现脉搏过快或过慢、脉律不齐等症状。常见的心脏疾病脉象包括：脉细数、脉弦数、脉沉迟、脉结代。

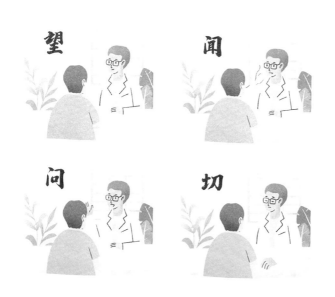

第二篇

常见心血管疾病的中西医防治

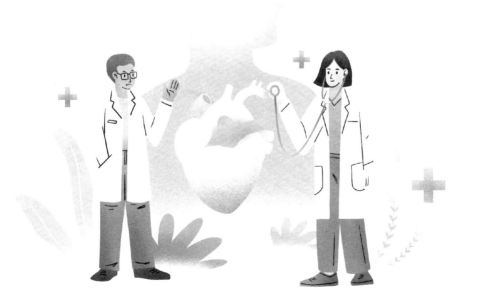

6 高血压的诊断标准是什么？

西医说

　　血压是人的基本生命体征之一，血压正常代表着人体心脏和血管都处于正常运转状态。高血压也称血压升高，是以体循环动脉压升高为主要临床表现的心血管综合征，其确诊是通过测量血压来判断的。血压分为收缩压和舒张压，收缩压也就是俗称的上血压，或者高压，是心脏收缩时测到的血管壁最高压力；舒张压也就是俗称的下血压，或者低压，是心脏舒张时测到的血管壁最低压力。正常人体的血压水平，收缩压在90～139 mmHg，舒张压在60～89 mmHg。而收缩压减去舒张压的差值就是脉压差，正常情况下为30～60 mmHg。

　　根据《中国高血压临床实践指南（2022版）》最新规定，在未使用降压药物的情况下，经过三次血压测量的检查核实，我国成人收缩压≥130 mmHg和/或舒张压≥80 mmHg，即可诊断为高血压。另外要注意的是，这三次血压测量不能在同一天进行。

　　有时候，可能测量出来的血压处于"正常高值"，也就是还没达到高血压的诊断标准，但已经接近高血压的临界，那从严格定义来说，不属于高血压。如果没有其他身体脏器的器官损害，也没有其他危险因素存在的条件下，就不需要医治或者吃药。那是不是血压没达到标准，就可以掉以轻心了呢？事实并非如此简单。首先，血压"正常高值"有重要的临床意义，"正常高值"发展成高血压的可能性比血压正常大得多。其次，处于正常血压或理想血压的人，应该用非药物疗法进行治疗，包括克服不良生活习惯，如酗酒、吸烟、喜食油腻食品或过咸食物等；在医生指导下，积极参加身体锻炼；定期到医院、社区卫生服务中心测量血压，并做好记录，定期与医生联系，及时寻求必要的指导和帮助，千万不能认为"不要紧"或顺其自然发展。最后，处于"正常高值"的人，如果患有糖尿病或并发心、脑、肾损害，则应进行药物降压治疗，将血压降至正常或理想水平，药物选择以长效降压药为优，以维持24小时血压平稳下降，降低靶器官损害的可能

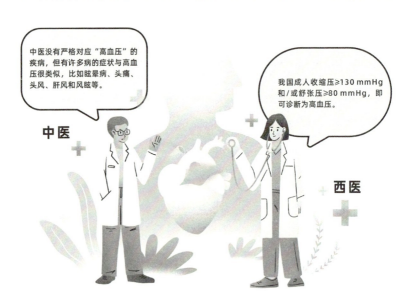

中医没有严格对应"高血压"的疾病，但有许多病的症状与高血压很类似，比如眩晕病、头痛、头风、肝风和风眩等。

中医

我国成人收缩压≥130 mmHg和/或舒张压≥80 mmHg，即可诊断为高血压。

西医

性,减少并发症,降低风险。如果发现血压高于正常值,则需要一个反复测量和监测的过程,如果确定是患有高血压,那么就需要进行一次全面的体检,确定病因并施以治疗。

中医说

血压是现代医学理论的一个指标,高血压也是西医所定义的一个症状,所以在中医古籍中,是没有办法找到"高血压"这个名称的。那中医难道对高血压就束手无策了吗? 其实,查阅很多古籍后,我们可以发现,虽然中医没有严格对应"高血压"的疾病,但有许多病的症状与高血压很类似,比如眩晕病、头痛、头风、肝风和风眩等。

拿眩晕病来说,眩即眼花,晕是头晕,两者常同时并见,故统称为"眩晕"。病情轻的人,闭上眼睛就不再感到眩晕;病情重的人就像在坐船或者坐车一样,觉得自己或者整个房子都在旋转不定,不能站立,或者伴有恶心、呕吐、汗出、面色苍白等症状。

《黄帝内经·素问》认为:"上气不足,脑为之不满,耳为之苦鸣,头为之苦倾,目为之眩",就是说如果人体清阳不升,带有滋养性质的气无法上达头部,髓海空虚,耳朵里就会有嗡嗡作响的声音,头部有像针刺一样的感觉,或者有像气球快要爆炸一样的胀痛感,也会有头晕目眩站不稳的情况,而耳朵里嗡嗡作响的声音、头痛、眩晕的症状就与高血压类似。

中医诊断以望、闻、问、切四种方式联合运用,进行疾病的诊断和中医证型的鉴定,所以中医看人体并不仅仅着眼于血压这一个标准,更在乎的是人体全身气血运行的整体状态。

7 高血压的临床表现是什么?

正常人体的血管就像一根充满弹性的空心橡皮筋,对血液压力有承载量的上限。如果收缩压过高,就会崩坏这根橡皮筋,出现头痛头胀、头晕目眩、看东西不清楚、眼底出血等症状。但如果舒张压过低,人体会因为缺少血液向脑部的供应而产生缺氧,从而引起疲惫、胸闷、气短、四肢麻木等症状。

当与其他疾病互相影响,合并其他症状时,高血压的临床表现就更为复杂。高血压与心脑血管相关,就可能合并冠心病、心肌梗死、心力衰竭、脑出血、短暂性脑缺血发作等,出现胸痛、胸闷、憋气、心慌、理解力下降、痴呆,有时会同时出现上腹部疼痛、脖子紧张感、牙疼等。高血压与微小血管相关,就可能合并糖尿病,出现"三多一少"(多饮、多食、多尿、体重减轻)、皮肤感染、乏力、视力变化等症状;也可能合并肾脏病变,出现夜尿增多、蛋白尿、血尿等。其余也可见高血压伴痛风或高尿酸血症,出现关节红、肿、热、痛;伴哮喘、慢性支气管炎、肺水肿,出现咳嗽、咳痰、喘;伴消化性溃疡,出现反酸、胃部隐痛钝痛等。

高血压大多数是缓慢发展的,没有那么明显而特殊的症状,很多老年人往往只有等出现典型症状的时候,才会想到去医院看病,而此时血压可能已经处于一个较高的状态。如果已达到高血压危象(≥180/120 mmHg),可能会发生中风、看东西不清楚、意识丧失、失忆、心肌梗死、肾功能损害、主动脉夹层、心绞痛、肺水肿以及其他疾病,情况危急,预后也往往较差。

中医说

在中医理论体系内,高血压患者临床常见的证候类型可以分为:肝火亢盛证、痰湿壅盛证、肝阳上亢证、阴阳两虚证、肾气亏虚证、瘀血阻络证、气血两虚证、肝肾阴虚证、痰瘀互结证等九个证型。其临床表现如下:

(1)肝火亢盛证:此证型为实证,常表现为脑袋胀痛,有时候会感觉到有血管突突的跳动感;双眼充满血丝;耳朵里出现嗡嗡作响的声音,响声就像潮水一样连绵不绝;耳聋;有时伴有恶心、想吐等症状。

(2)痰湿壅盛证:此证型为实证,一般有这个证型的人形体肥胖,经常感觉头部和身体困重,就像裹了一层厚厚的棉衣,并且胸口憋闷,难以呼吸,也会有胃部的胀痛不舒,嘴巴里经常感觉黏黏的,舌苔有厚腻的表现。

(3)肝阳上亢证:此证型为虚实夹杂证,与肝火亢盛证最明显的区别是,此病症的基础是阴虚,在阴虚的基础上出现阳亢,所以患者常有眩晕、头和眼睛发胀等的阳亢表现,也有面红目赤、耳内出现嗡鸣声、嘴巴干、心内烦躁、自觉发热、腰膝酸软、夜间睡后盗汗等阴虚的表现。

(4)阴阳两虚证:此证型为虚证,除了眩晕、视力减退、两只眼睛发干发涩等肝阴虚的表现外，常伴有怕冷、容易感到疲惫、精神状态欠佳、睡不着觉、多梦、腰背膝盖酸软冷痛、夜间上厕所次数增多且淋漓不尽等肾阳虚的特点。

（5）肾气亏虚证：此证型为虚证，常表现为眩晕、耳朵里有嗡嗡作响的声音或耳聋、头发脱落、牙齿不稳、腰酸腿酸或足跟痛、夜间上厕所次数增多、尿后淋漓不尽、舌淡苔白、脉沉细。

（6）瘀血阻络证：此证型为实证，以头部针刺般疼痛、疼痛部位固定不移为主症，还可以出现胸口像堵了一块石头一样憋闷、心慌、自觉心跳加快、手脚发麻发木等症状，而且晚上这些症状会加重，舌质紫暗、舌下络脉瘀堵、脉象弦涩。

（7）气血两虚证：此证型为虚证，以患者面色苍白或者发黄、精神疲劳、浑身乏力、说话比较少为主要表现，也会出现失眠多梦、心悸气短、饮食逐渐减少等情况，一些患者还会伴有眩晕、易发感冒、出汗较多、舌苔泛白以及脉象较弱等状况。

（8）肝肾阴虚证：此证型为虚证，此病证主要以血压升高伴有头痛、耳朵里有嗡嗡作响的声音、盗汗、腰膝酸软、女性白带减

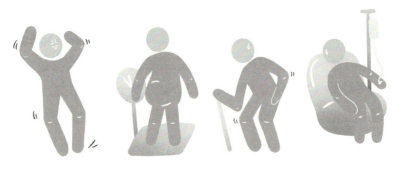

肝火亢盛证　　　痰湿壅盛证　　　肾气亏虚证　　　气血两虚证

少、舌质红、脉象细数等为辨证要点。

（9）痰瘀互结证：此证型为虚实夹杂证，表现为眩晕，自觉头部沉重，就像被湿棉被裹住一般，嘴巴觉得吃什么都淡，想吃东西的欲望降低，同时脸色发暗、唇色发紫、舌头胖大、舌苔腻、脉象滑，或舌质紫暗有瘀斑瘀点、脉象涩。

8 高血压的分类有哪些?

西医说

高血压按照病因可以分为原发性高血压、继发性高血压和特殊类型高血压三个类型。原发性高血压，顾名思义，就是在明显没有其他疾病的情况下独自发病，大多数的原发性高血压病因都不是很清楚。此类高血压患者占所有高血压患者的90%以上。继发性高血压又称为症状性高血压，这类疾病有明确的病因，通常是某类疾病发生后继发高血压，所以高血压仅仅是该种疾病的临床表现之一，血压可暂时性或持久性升高。特殊类型高血压是指妊娠高血压和某些疾病导致的高血压危象，如高血压脑病、颅内出血、不稳定性心绞痛、急性左心衰竭伴肺水肿、主动脉缩窄及子痫等。

高血压按照血压水平分级，根据《中国高血压临床实践指南（2022版）》最新指南，我国成人高血压患者分为1级和2级。1级高血压患者的血压范围为：收缩压130～139 mmHg和/或舒张压80～89 mmHg；2级高血压患者的血压范围为：

收缩压≥140 mmHg 和/或舒张压≥90 mmHg。另外，只要满足以下条件之一，高血压患者心血管危险分层即划分为高危：① 收缩压≥140 mmHg 和/或舒张压≥90 mmHg 者；② 收缩压130～139 mmHg 和/或舒张压80～89 mmHg 伴临床合并症、靶器官损害或2、3个心血管危险因素者。

中医说

在中医理论体系内，高血压患者临床常见的证候类型可以分为：肝火亢盛证、痰湿壅盛证、肝阳上亢证、阴阳两虚证、肾气亏虚证、瘀血阻络证、气血两虚证、肝肾阴虚证、痰瘀互结证等九个证型。其中肝阳上亢证与气血两虚证为发生率最高的证候类型。

《素问·阴阳应象大论》记载"天人相应""南方生热"，意思就是外在宇宙是一个大环境，人体内部有一个小环境，两个环境有着密切的联系，可以互相感应；南方气候炎热，所以当地人们容易出现"热"病。中医学认为，疾病的发生、发展与转归会受到多种因素的影响，比如四季变化、地理环境、体质强弱、年龄大小等。所以在治疗上要依据疾病与气候、地理、病人三者之间的关系，制定适宜的治疗方法，即"三因制宜"，才能取得预期的治疗效果。从地理位置分析，南方高血压患者以肝火亢盛证、痰湿壅盛证、肾气亏虚证、肝阳上亢证多见，北方高血压患者以阴阳两虚证、瘀血阻络证、气血两虚证、肝肾阴虚证、痰瘀互结证多见。

9 高血压的病因有哪些?

西医说

血压是不断变化的,一些生理、病理因素都会导致血压变化。

血压变化的生理因素包括年龄、性别、睡眠情况、外在环境、情绪紧张与恐惧、剧烈运动、吸烟、饮酒、食盐过量、不同的身体姿势和体位等,这些因素都会引起血压升高。以年龄来说,随着年龄增长,血压会逐渐升高,而收缩压的升高要比舒张压的升高更明显。以外在环境来说,一天当中,早晨血压最低,之后逐渐升高,傍晚最高;一年当中,冬季寒冷的环境也会使血压稍高,而夏季天气炎热,高温环境下,皮肤血管扩张,血压可轻微降低。

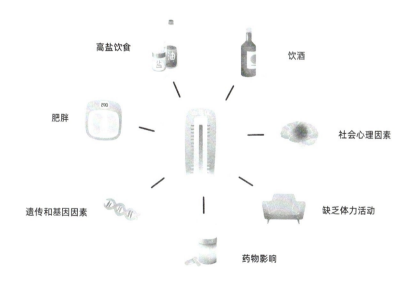

高盐饮食　　饮酒

肥胖　　社会心理因素

遗传和基因因素　　缺乏体力活动

药物影响

病理性高血压病因

27

病理性高血压大多是由以下6个因素或单独或共同的影响形成：

（1）遗传和基因因素：高血压病有明显的遗传倾向，据估计，人群中至少20%～40%的血压变异是由遗传决定的。动物实验、流行病学研究等提供的大量证据显示，高血压发病有明显的家族聚集性。双亲没有高血压、一方有高血压或双亲均有高血压，其子女高血压发生率分别为3%、28%和46%，因此遗传因素是高血压的重要易患因素。某些基因的变异和突变或遗传缺陷与高血压发生有密切关系。

（2）超重或肥胖、高盐饮食及饮酒：这三大因素与高血压发病显著相关。① 超重、肥胖或腹型肥胖：中国成人正常体重指数（BMI）为19～24 kg/m^2，≥24为超重，≥28为肥胖。② 高盐饮食：日均摄盐量高的人群，高血压的患病率高于日均摄盐量低的人群，摄盐量与血压呈正相关。但并非所有人都对钠敏感。③ 饮酒：中度以上饮酒（每天饮酒量超过2个标准杯）是高血压发病因素之一。

（3）社会心理因素：调查表明，精神长期或反复处于紧张状态的人或从事相应职业的人，大脑皮质易发生功能失调，失去对皮层下血管舒缩中枢的调控能力，当血管舒缩中枢产生持久的以收缩为主的兴奋时，可引起全身细小动脉痉挛而增加外周血管阻力，使血压升高。

（4）体力活动：体力活动与高血压呈负相关，缺乏体力活动的人发生高血压的危险高于有体力活动的人。研究还发现，体力活动具有降压的作用，并且可以减少降压药物的剂量，维持降压效果。

（5）药物的影响：避孕药、激素、消炎止痛药等均可影响血压。

（6）其他疾病的影响：糖尿病、睡眠呼吸暂停低通气综合征、甲状腺疾病、肾动脉狭窄、肾脏实质损害、肾上腺占位性病变、嗜铬细胞瘤、其他神经内分泌肿瘤等均可引发高血压。

中医说

中医眩晕病的症状与高血压很类似，中医认为，引起眩晕的病因可分为先天因素和后天因素。

先天因素包括个人体质和正常的衰老进程。先天阴虚阳亢的人就容易患有眩晕病，所以哪怕只是个十几岁的年轻人也可能会出现眩晕病；随着年龄增长，男性呈现阳气衰弱的表现，女性呈现阴气衰弱的表现，所以两者都可能随着衰老而出现眩晕病。

后天因素包括情志失宜、劳逸失调、饮食失节、跌打损伤和感受外邪。情绪不稳定，脾气急躁易怒，就可能会因为气机上逆而出现一过性眩晕；过度疲惫、饮食不节制或者过于节制，就可能会出现髓海空虚和脾胃运化功能失调；跌打损伤以及感受风、寒、暑、湿、燥、火等外邪，就会导致出现瘀血阻滞或者外邪侵犯机体，引起机体的功能紊乱，内生风、痰、虚、瘀，导致肝风内动、髓海不宁或者清阳不升、头脑失去濡养，进而出现头晕。

大多数医家认可眩晕病是一个多因素致病疾病，发病后又可引起多种病症，病因复杂。

10 高血压的发病机制是什么？

西医说

高血压病的发病机制还没完全搞清楚。目前大多认为高血压病是在外在的环境因素和内在的遗传背景两方面共同作用下发生的。

（1）遗传机制：已公认遗传机制是高血压发生的基础之一。遗传模式有两种，一是单基因遗传模式，是指一个基因突变引起的高血压；二是多基因遗传模式，是指多个基因突变引起的高血压。高血压病是多个基因共同作用的结果，这些基因既有各自独立的作用，又能相互作用，并通过分子、细胞、组织、器官等不同水平的介导，最终导致血压升高。

（2）高血压发生的机制涉及神经、内分泌及代谢等多个系统。

● 肾素-血管紧张素-醛固酮系统（RAAS）：各种原因导致肾脏水钠潴留，增加心输出量，并通过调节全身血流量增加外周血管阻力和血压。

● 交感神经系统：各种原因导致皮质下神经中枢功能改变，各种神经递质的浓度和活性异常，包括去甲肾上腺素、多巴胺、加压素、脑啡肽和中枢肾素-血管紧张素系统。最后，交感神经系统活动过度，血浆儿茶酚胺浓度升高，阻力小动脉收缩增强，导致血压升高。

● 血管内皮功能紊乱：高血压患者存在血管内皮功能紊乱，表现为内皮一氧化氮水平或活性下调；局部肾素-血管紧张素-醛固酮系统过度激活；类花生四烯酸物质代谢异常。

● 胰岛素抵抗：多数认为是胰岛素抵抗造成了继发性的高胰岛素血症，引起肾脏水钠重吸收增加，交感神经系统活动亢进，动脉弹性减退，从而使血压升高。

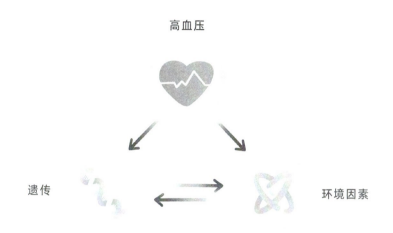

高血压发病机制

中医说

中医认为，本病的眩晕与肝、脾、肾密切相关。肝肾阴亏，从五行角度讲，肾水无法滋养肝木，阴无法维系阳，所以阳气外跃，向上干扰头面部的功能；脾胃虚弱，气血亏虚，导致头脑得不到濡养，或脾失去运化功能，痰浊阻滞在了中焦，阻碍了气血的上下沟通；或者是肾精亏虚，髓海得不到充足的营养，这些都是高血压的病因病机。在《黄帝内经》中就有"诸风掉眩，皆属于肝"的记载，意思就是凡由风邪引起的肢体震颤、头晕目眩的表现，都与中医理论中的肝脏有关。因为肝从五行属性上讲为风木，主疏泄气机、储藏血液的功能，一旦气机失去控制，就会导致风病发生。风有虚实的分别：虚风是因为肝阴虚少，头部和双目没有办法得到阴液的滋养，从而导致头晕目眩，肝血不足，血虚生风，出现手足颤动的表现；实风是因为肝郁化火，神魂失去藏身之地，从而导致头痛，双目赤红，热象过盛则生风，筋脉失去濡养从而导致手足抽搐。

中医认为，本病的眩晕还与髓海密切相关。《黄帝内经》中还有"髓海不足，则脑转耳鸣，胫酸眩冒，目无所视"的记载。髓海是中医人体四海之一，指的是脑。如果髓海不足，则出现头晕耳鸣、腿酸眼花、困倦乏力的症状。

《丹溪心法·头眩六十七》提出"无痰不眩""无火不晕"的理论，认为"痰"与"火"是引起眩晕的原因。

高血压病情缠绵难愈，而"久病入络及血"，病程过长，就会从表浅的络脉深入，直达深层的血脉，所以久病的高血压患者也常常出现瘀血阻络的证候。

中国古代医家认为肝、脾、肾三脏及痰、火、瘀都与现代医学的高血压病有密切关系。

11 中国高血压患者有哪些特点？

 西医说

中国高血压患者有以下几个特点：

（1）高发：中国是全球高血压患者数量最多的国家之一。据统计，中国成年人中高血压患病率较高，尤其是中老年人群。

（2）年轻化趋势：近年来，中国高血压患者呈现年轻化趋势。不仅中老年人容易患上高血压，越来越多的年轻人也受到高血压的困扰，这与生活方式的改变、压力增加、饮食结构的改变等因素有关。

（3）与生活方式相关：中国高血压患者中，生活方式因素的影响较为突出。不健康的饮食习惯，高盐饮食、高脂饮食和缺乏膳食纤维等因素，都与高血压的发生和发展有关。此外，缺乏体力活动、长时间久坐、抽烟饮酒等不良生活习惯也是高血压的危险因素。

（4）高盐摄入：中国人口普遍存在高盐摄入的问题，而高盐摄入是导致高血压的重要因素之一。中国饮食中盐的摄入量较高，部分地区习惯于过咸的食物，这对高血压的防控造成了挑战。

（5）与遗传因素相关：高血压具有一定的遗传倾向，中国高血压患者中，家族史阳性的情况相对较多。有高血压家族史的人更容易患上高血压，因此遗传因素在中国高血压患者中具有一定的影响。

需要指出的是，以上特点是基于整体的观察和统计，个体情况可能有所不同。对于高血压的防控和治疗，建议患者进行个体化的评估和管理，遵循医生的指导，采取合理的生活方式和药物治疗。

中医说

中医认为,高血压患者的特点与其不同的证型有关,每个证型常有不同的特点。

(1)肝火亢盛证:此证型患者常急躁易怒,做事心急,喜爱吃辣,表现为头晕、眼花、耳鸣、耳聋等。

(2)痰湿壅盛证:此证型患者多体形肥胖,常感头身困重,爱喝酒,吃油腻甜食等。

(3)肝肾阴虚证:此证型患者常常有上火的症状,容易心烦虚热,多年纪较大,或是久病体虚,经常熬夜。

(4)瘀血阻络证:此证型患者活动较少,或是年龄较大,血脉不畅。

(5)气血两虚证:此证型患者多为久病体弱、形体虚瘦,耗伤气血。

12 如何对新发高血压患者进行合理检查?

西医说

对新发高血压患者进行合理的检查有助于评估其病情和确定治疗方案。以下是常用的检查项目:

(1)血压测量:首先进行血压测量,包括收缩压和舒张压。连续测量多次,以确定患者的血压水平。

(2)身高和体重测量:用于计算体重指数,评估患者的体重情况。

（3）血液检查：进行血常规检查，包括血红蛋白、血小板计数、白细胞计数等。此外，还需要检查血脂水平（如总胆固醇、低密度脂蛋白胆固醇、高密度脂蛋白胆固醇等）、血糖水平和肾功能指标（如肌酐、尿酸等）。

（4）尿液检查：进行尿常规检查，包括蛋白质、糖分、尿液 pH 值等。这有助于评估肾脏功能和排泄系统的情况。

（5）心电图：进行心电图检查，评估心脏的电活动和心律。

（6）心脏超声检查：利用超声来检查心脏的结构和功能，包括心腔大小、心肌收缩功能、心瓣膜情况等。

（7）靶器官损害评估：根据患者情况，可能需要进行其他特

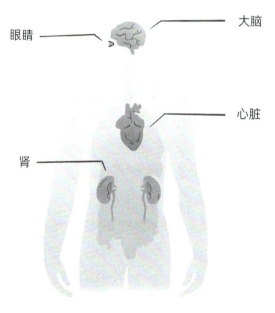

眼睛

大脑

心脏

肾

靶器官损害评估

定器官的检查,如眼底检查、脑血管影像学检查(如头部CT或MRI)等,以评估患者是否存在心血管靶器官损害。

这些检查可以对患者进行全面评估,有助于了解其疾病情况,以指导治疗和管理策略的制定。具体的检查方案应根据患者的情况和医生的建议进行个体化制定。及时咨询医生以获取专业指导和建议。

中医说

中医除了需要进行西医的相关检查外,还有四诊合参。

(1)望:中医望诊是通过观察患者的面色、舌苔、舌质等来判断患者的病情。对于高血压患者,中医需要观察患者面色是否红润,舌头是否胖大、有齿痕,舌苔是否厚腻。如果出现这些情况,则可能表明患者的高血压症状较为明显。

(2)闻:中医闻诊主要是通过嗅闻患者的气味、听患者发出的声音来判断其病情。对于高血压患者,中医需要闻患者口臭气味、身体气味,听患者声音等。如果出现口臭、体臭、声音高亢有力等情况,则可能表明患者的高血压病情比较严重。

(3)问:中医问诊需要询问患者关于血压的过去和现在的情况,了解患者的饮食习惯、运动习惯、精神状况等信息。同时,中医也需要询问患者是否有其他伴随症状,如头晕、头痛、胸闷等,以便更好地了解患者的病情,进行辨证论治,并作出针对性的治疗。

(4)切:脉诊是中医诊察疾病的主要方法。高血压患者的病理变化也能从脉象上反映出来,通常情况下,高血压患者的脉象以弦脉为多见。在高血压病初期,属肝气郁结者,脉多弦;属肝阳上亢者,脉多弦数;属冲任失调者,脉多弦细或弦劲。在高血压病中期,属肝肾阴虚者,脉大多弦细;属阴虚阳亢者,脉弦细数。在高血压病晚期,阴阳两虚的患者,脉沉细弦;若出现兼症,夹风者脉多弦数,夹痰者脉多弦滑,夹瘀者脉多弦涩。

13 高血压的治疗原则是什么?

西医说

高血压的治疗原则通常包括以下几个方面:生活方式干预、药物治疗、靶器官保护、定期随访与管理。

治疗高血压应根据患者的个体情况和医生的建议进行个体化制定。早期诊断、及时干预和长期管理是控制高血压、预防并发症的关键。患者应积极配合医生的指导和治疗计划,定期复查和监测血压,同时保持良好的生活方式。

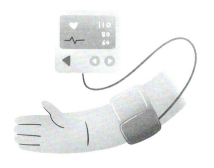

中医说

高血压在中医属于眩晕病的范畴。眩晕的治疗原则主要是补虚而泻实,调整阴阳。虚证以肾精亏虚、气血衰少为多,肾精亏虚者宜补益肾精,滋补肝肾;气血虚者宜益气养血,调补脾肾。实证则以潜阳、泻火、化痰、逐瘀作为主要治法。

肝阳上亢证治则为平肝潜阳,滋养肝肾;肝火上炎证治则为清肝泻火,清利湿热;痰浊上蒙证治以燥湿祛痰,健脾和胃;瘀血阻窍证治法为活血化瘀,通窍活络;气血亏虚证治则为补养气血,健运脾胃;肝肾阴虚证治以滋养肝肾,养阴填精。

14 高血压的治疗方法有哪些?

西医说

（1）生活方式干预：改变生活方式是治疗高血压的第一要义。

● 饮食调整：减少钠盐（食盐）摄入,增加蔬菜、水果、全谷物和低脂肪乳制品的摄入,限制酒精和咖啡因的摄入。

● 体力活动：增加体力活动,每周进行至少150分钟的中等强度有氧运动或75分钟的高强度有氧运动。

● 控制体重：保持健康的体重范围,减轻超重和肥胖对血压的影响。

● 压力管理：学习应对压力,采用放松技巧如深呼吸、冥想或瑜伽等。

● 戒烟：不抽烟或避免二手烟暴露。

（2）药物治疗：在生活方式干预无法达到目标血压的情况

下，或者已经有靶器官损害、合并疾病或存在高危因素，则需要进行药物治疗。常用的抗高血压药物包括：

- 利尿剂：如噻嗪类利尿剂、袢利尿剂等。

- 钙通道阻滞剂：如二氢吡啶类、非二氢吡啶类等。

- 血管紧张素转换酶抑制剂（ACEI）和血管紧张素受体拮抗剂（ARB）：可抑制血管紧张素对血管收缩的作用。

- β 受体阻滞剂：如选择性 β1 受体阻滞剂等。

（3）靶器官保护：治疗高血压还需要保护心、脑、肾等靶器官，通过针对合并疾病的治疗来实现。例如，对于合并糖尿病的患者，需要进行血糖控制；对于合并心脏病的患者，可能需要使用抗心律失常药物或抗凝剂等。

（4）中西医结合治疗：中西医结合也可以在高血压治疗中发挥作用。中医的针灸、推拿、中草药等治疗手段可以辅助调节患者的体内阴阳平衡和气血流动，促进自愈力。

（5）定期随访和监测：高血压患者需要定期随访，监测血压和相关指标，评估病情变化，调整治疗方案。定期随访也是指导患者保持良好生活方式的重要机会。

中医说

（1）中药调理。根据不同证型选用相应的方药。常见高血压治疗方剂：

【肝阳上亢证】

方药：天麻钩藤饮。天麻 10 g，钩藤 10 g，石决明 30 g，黄芩

10 g,山栀子10 g,牛膝10 g,杜仲20 g,桑寄生20 g,夜交藤20 g,茯神15 g。每日1剂,水煎服,分2次服。

【肝火上炎证】

方药:龙胆泻肝汤。龙胆草(酒炒)6 g,黄芩(炒)9 g,栀子(酒炒)9 g,泽泻12 g,木通6 g,车前子9 g,当归(酒洗)3 g,生地黄(酒炒)9 g,柴胡6 g,甘草(生用)6 g。每日1剂,水煎服,分2次服。

【痰浊上蒙证】

方药:半夏白术天麻汤。半夏4.5 g,天麻、茯苓、橘红各3 g,白术9 g,甘草1.5 g。每日1剂,水煎服,分2次服。

【瘀血阻窍证】

方药:通窍活血汤。赤芍3 g,川芎3 g,桃仁9 g,红枣7个,红花9 g,老葱3根,鲜姜9 g,麝香0.15 g。每日1剂,水煎服,分2次服。

【气血亏虚证】

方药:归脾汤。白术9 g,当归9 g,茯苓9 g,黄芪9 g,龙眼肉9 g,远志9 g,酸枣仁(炒)9 g,木香6 g,甘草(炙)6 g,人参12 g。每日1剂,水煎服,分2次服。

【肝肾阴虚证】

方药:左归丸。山药12 g,枸杞12 g,山茱萸12 g,川牛膝9 g,菟丝子12 g,鹿胶12 g,龟胶12 g。

(2)**药膳食疗**

高血压患者可以选用天麻菊花粥、山楂决明子汤、黄芪鲤鱼汤等进行食疗,辅助降血压。还有中医养生茶饮:

【痰瘀互结证】

● 降脂益寿茶——荷叶 6 g、山楂 6 g、丹参 3 g、菊花 3 g、绿茶 2 g。开水冲泡饮服。

● 陈山乌龙茶——陈皮 10 g、山楂 12 g、乌龙茶 5 g。开水冲泡饮服。

【肾阳亏虚证】

● 杜仲茶——杜仲叶、绿茶各 6 g。用开水冲泡，加盖 5 分钟后饮用。每日 1 次。

● 胡桃蜜茶——胡桃仁 10 g、绿茶 15 g、蜂蜜适量。将胡桃仁捣碎，与绿茶、蜂蜜共放入茶杯中，开水冲泡代茶饮。

【阴虚阳亢证】

● 菊花茶——白菊花 3 g、绿茶 2 g。开水冲泡饮服。

● 苦丁桑叶茶——苦丁茶 6 g、菊花 6 g、桑叶 6 g、钩藤 6 g。开水冲泡饮服。

● 菊楂决明饮——菊花、生山楂片、草决明子各适量。将菊花冲洗干净，山楂片洗净，草决明子打碎，同放入锅中加适量的水煎煮后代茶饮。

【气血两虚证】

● 龙眼红枣茶——龙眼肉 50 g、红枣 100 g、白糖适量。加水适量煮汤，每日分 3 次饮服。

● 党参红枣茶——党参 15 g、红枣 15 枚、茶叶 3 g。将党参、红枣、茶叶加水适量，煎沸 3 分钟后饮用，每日 1 次。

（3）针灸按摩

患者可以在医生的指导下按摩内关穴、风池穴、合谷穴、太

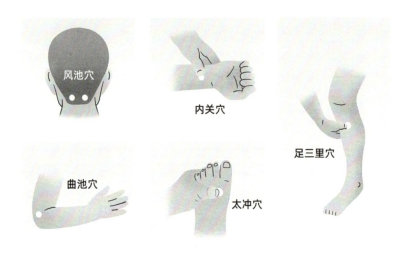

冲穴、足三里穴等部位，或是进行针灸治疗，有助于促进血液循环，帮助降低血压。

15 高血压如何进行预防?

 西医说

高血压的预防主要涉及以下几个方面：

（1）健康的生活方式：采取健康的生活方式是预防高血压的重要措施。这包括：

● 饮食调整：减少钠盐（食盐）摄入，增加蔬菜、水果、全谷物和低脂肪乳制品的摄入，限制饮酒和咖啡因的摄入。

● 体力活动：进行适量的体力活动，每周进行至少150分钟的中等强度有氧运动或75分钟的高强度有氧运动。

- 控制体重：保持健康的体重范围，避免超重和肥胖。

- 压力管理：学习应对压力，采用放松技巧如深呼吸、冥想或瑜伽等。

- 戒烟：戒烟或避免二手烟暴露。

（2）控制饮食中的盐摄入：高盐饮食与高血压的发生密切相关。减少食物中的盐摄入对预防高血压至关重要。应避免食用高盐食品，限制加盐量，并选择低钠食品。

（3）适度饮酒：饮酒过量会升高血压。如果饮酒，应限制饮酒量。男性每天不超过两个标准饮酒单位，女性每天不超过一个标准饮酒单位。

（4）控制咖啡因摄入量：虽然咖啡因对每个人的影响不同，但某些人对咖啡因敏感，它可能导致血压升高。如果您对咖啡因敏感，可以限制咖啡、茶和其他含咖啡因饮料的摄入量。

（5）定期体检和血压监测：定期进行健康体检，包括血压测量。通过定期监测血压，可以及早发现和控制血压升高的趋势。

（6）避免不良习惯和环境：避免长时间的久坐，减少对身体的不良影响。另外，避免长期处于高压力的环境，积极寻找缓解压力的方式。

（7）遵循医生的建议：如果存在高血压家族史或其他高血压风险因素，应定期进行体检，遵循医生的建议进行预防和治疗。

高血压的预防是一个长期的过程，需要结合多种因素和生活习惯的调整。通过健康的生活方式、合理的饮食、适度的运动和定期监测等，有效预防血压升高。

中医说

中医提倡从日常生活起居、饮食、情志、运动等方面预防高血压。

（1）起居有常：根据四时更迭、昼夜交替的规律，选择顺应自然的合理生活作息，春天和秋天早睡早起，夏天晚睡早起，冬天早睡晚起。养成生活有规律的习惯，劳逸结合，保证充足睡眠和休息。保证居室环境清静、光线柔和，也可以养一些绿植。

（2）饮食合宜：高血压患者应该养成一日三餐定时定量进食的好习惯，既不可过饱也不可过饥，以七分饱为宜，以免加重心血管负担。同时，要注意低盐低脂饮食，忌酒，不食或少食腌制榨菜和油腻的高脂食物，多吃粗粮和新鲜的蔬菜、水果，保证膳食结构的合理性。多吃玉米、芹菜、苦瓜、西柚等具有降压效果

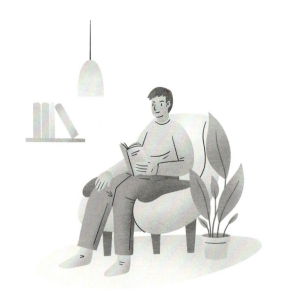

的食物。

（3）调畅情志：中医讲究身心共病，情绪在高血压的发病中也非常关键，急躁、易怒、易激动性格容易引发高血压，情志失调、长期的焦虑、紧张和恐惧是高血压病发生的原因之一，所以要注重调畅情志。通过培养兴趣爱好、正念呼吸等方式保持情绪舒畅。

（4）合理运动：运动有助于防治高血压病，适当的身体活动可以舒筋活络，促进气血畅通，缓解不良情绪。老年人最好多进行太极拳、八段锦、五禽戏等气功锻炼活动，气功可以起到辅助降压的效果，能稳定血压。注意尽量选择动作柔和、节律较慢、运动量小而且不需要过度低头弯腰的项目。

第4章 心绞痛的中西医防治

16 心绞痛是什么？

西医说

　　心绞痛，也称为心绞痛症状，是一种由冠状动脉供血不足引起的心脏疾病。它通常表现为胸痛或不适感，可能向颈部、背部、手臂或下颌扩散。除了胸痛，心绞痛还可能伴随其他症状，如气短、出汗、恶心、呕吐、头晕或心慌等。

　　心绞痛发作时，心脏肌肉由于供血不足而无法得到足够的

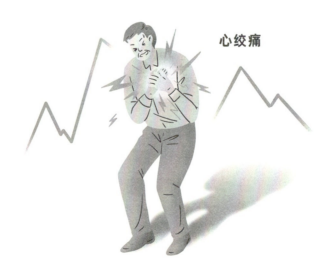

心绞痛

氧气和营养物质。最常见的原因是冠状动脉狭窄或阻塞，导致血液流动受限。心绞痛通常由身体活动、情绪激动或压力引起，这些情况增加了心脏对氧气的需求。典型的心绞痛发作是一种阵发性、压迫性疼痛或紧迫感，可以持续几分钟，然后随着休息或服用硝酸甘油等药物而缓解。

心绞痛是冠心病的一个常见症状，但并不一定代表心肌梗死（心脏肌肉死亡）的发作。然而，稳定的心绞痛可能是心肌梗死的前兆，因此任何出现心绞痛症状的人都应该尽早就医进行评估和治疗。

治疗心绞痛的方法包括药物治疗（如硝酸甘油、β受体阻滞剂、钙通道阻滞剂等）和改善生活方式（如戒烟、控制血压和血脂、健康饮食、适度锻炼等）。对于严重的病例，可能需要进行冠状动脉血运重建手术，如冠状动脉搭桥术（CABG）或经皮冠状动脉介入术（PCI）来改善冠脉血流。

中医说

在中医体系里，心绞痛属于胸痹心痛，是威胁人们生命健康的重要心系疾病。"胸痹"这一病名最早见于《黄帝内经》，书中对本病的病因、症状均有记载。胸痹心痛是以胸口或左胸部发作性憋闷、疼痛为主要临床表现的一种病证，常由于正气亏损，使得饮食失调、情志不畅、寒邪入体等引起的痰浊、瘀血、气滞、寒凝痹阻心脉。轻症时，偶然发作短暂轻微的胸闷或隐隐作痛；重症时，心胸部疼痛剧烈，或呈心绞痛，常常伴有心慌、气短、呼吸困难，甚至喘促，面色苍白，出冷汗，惊恐不安等。多由于劳累、饱餐、寒冷及情绪激动而诱发，有时也在无明显诱因的情况下发病。本病病机较为复杂，多与身体正气虚弱有关，所以中医药治疗胸痹心痛也有独特的作用。

17 心绞痛的分类有哪些？

西医说

心绞痛可分为以下几个类别：

（1）稳定型心绞痛：也称为劳力性心绞痛，是最常见的一种类型。它通常发生在身体活动或情绪激动时，由心脏供血不足引起，症状和程度相对稳定。休息或服用硝酸甘油等药物可以缓解症状。

（2）不稳定型心绞痛：不稳定型心绞痛是指症状的频率、严重程度或持续时间发生变化的情况。它可能出现在休息状态下，持续时间较长，且不易被硝酸甘油等药物缓解。不稳定型心绞痛可能是冠状动脉疾病进展的迹象，可能预示着心肌梗死的风险。

（3）变异型心绞痛：变异型心绞痛，是指由冠状动脉短暂痉挛，引起心肌缺血导致的心绞痛。它通常在休息状态下发生，与冠状动脉的痉挛有关。变异型心绞痛症状可出现在夜间，伴有特征性的心电图改变。硝酸甘油和钙通道阻滞剂通常用于治疗。

此外,心绞痛还可以根据病因进行分类:

- 冠心病性心绞痛:由冠状动脉狭窄或阻塞引起,是最常见的心绞痛类型。

- 非冠心病性心绞痛:由其他原因引起,如冠状动脉痉挛、心肌炎、心肌病等。

准确的诊断和分类需要通过医生的评估、心电图、心脏超声、冠状动脉造影等检查来确定。治疗方法会根据不同类型的心绞痛而有所不同。因此,如果出现心绞痛症状,建议尽早就医进行评估和诊断,以确定适当的治疗方案。

中医说

中医认为胸痹心痛的病机关键在于外感或内伤引起心脉痹阻。其关键的病变部位在心,但与肝、脾、肾三脏功能的失调有密切的关系。

在传统的中医理论中,心脏主血脉的正常功能,有赖于肝主疏泄、脾主运化、肾藏精主水等功能正常。因此,胸痹心痛的病性有虚实两方面,常为本虚标实,虚实夹杂。虚者多见气虚、阳虚、阴虚、血虚,尤以气虚、阳虚多见;实者不外气滞、寒凝、痰浊、血瘀,并可交互为患,其中又以血瘀、痰浊多见。但虚实两方面均以心脉痹阻不畅、不通则痛为病机关键。对于老年人而言,最常见的病因病机是肾气渐衰。肾阳虚衰则不能鼓动五脏之阳,引起心气不足或心阳不振,血脉失于阳之温煦、气之鼓动,则气血运行滞涩不畅,发为心痛;若肾阴亏虚,则不能滋养五脏之阴,阴亏则火旺,灼津为痰,痰热上犯于心,心脉痹阻,则为心痛。

中医识别胸痹心痛的病机和辨证,以标实表现为主,血瘀、痰浊为突出,缓解期主要有心、脾、肾气血阴阳之亏虚,其中又以心气虚、心阳虚最为常见。以上病因病机可同时并存,交互为患,病情进一步发展,可见下述病变:瘀血闭阻心脉,心胸猝然大痛,而发为真心痛;心阳阻遏,心气不足,鼓动无力,而表现为心动悸,脉结代,甚至脉微欲绝;心肾阳衰,水邪泛滥,凌心射肺而为咳喘、水肿,多为病情深重的表现,要注意结合有关病种相互参照,辨证论治。

18 心绞痛的病因有哪些?

西医说

心绞痛的主要病因是冠状动脉供血不足,导致心肌缺血。以下是常见的心绞痛病因:

(1)冠心病:冠心病是引起心绞痛最常见的原因。它发生在冠状动脉狭窄或阻塞的情况下,通常是由于冠状动脉粥样硬化(动脉壁上形成沉积物和斑块)导致的。冠心病通常是长期积累的结果,包括高血压、高血脂、糖尿病、吸烟、肥胖等心血管疾病的风险因素。

(2)冠状动脉痉挛:冠状动脉痉挛是指冠状动脉在没有明显狭窄的情况下出现短暂的痉挛。这种痉挛可以导致血流减少或完全阻塞,引发心绞痛发作。冠状动脉痉挛的确切原因尚不完全清楚,但一些因素可能与之相关,如烟草使用、应激、药物或药物滥用等。

（3）心肌炎:心肌炎是心肌组织的炎症,可以导致心脏功能受损和冠状动脉供血不足。这种炎症可以由病毒感染、自身免疫性疾病或过敏反应引起。

（4）主动脉瓣狭窄:主动脉瓣狭窄或其他心脏瓣膜病变可以导致冠状动脉供血不足,引发心绞痛。

（5）血栓形成:当血栓在冠状动脉中形成,可以阻塞血流并导致心绞痛或心肌梗死。

除上述病因外,其他如遗传、年龄、性别等因素也可能与心绞痛的发病风险相关。了解病因对于制定适当的治疗和预防策略至关重要。如果出现心绞痛症状,应尽早就医进行评估和诊断,以确定病因并采取适当的措施来管理心绞痛。

中医说

在中医理论中,胸痹心痛病的病因主要有寒邪、饮食不当、情志失调、过度劳累、正气不足等。

（1）寒邪:寒邪是中医外感六邪之一。如果外界气温过低,寒邪入侵人体,进入经络、血脉,停留在心胸处,则导致心胸气血运行不畅而形成血瘀,进而引发胸痹。

（2）饮食不当:进食过多肥腻、寒凉食物或长期抽烟、喝酒,导致损伤脾胃而使得脾胃运化功能减退，机体生出痰饮，痰饮、水湿容易阻塞经络而停留于心胸，造成心胸气血运行不畅，最终出现胸痹症状。

（3）情志失调：长期处于过度思虑、压抑或愤怒的情绪状态下，可导致肝郁气结，进而诱发心胸气机不畅，导致患者出现胸部闷痛等胸痹症状。

（4）过度劳累：可导致人体免疫力下降，气血不足，气血无法濡养心脉就会导致心脉失养，进而产生心慌气短等胸痹症状。

（5）正气不足：年老体弱者由于正气不足，出现心气虚、心阴虚、心阳虚等证候，导致心脉失养，进而引发胸痹。

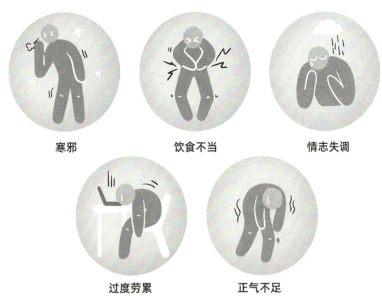

寒邪　　　　　饮食不当　　　　　情志失调

过度劳累　　　　　正气不足

心绞痛原因

19 心绞痛的发病机制是什么？

西医说

心绞痛的发病机制主要涉及冠状动脉供血不足和心肌缺血的过程。以下是心绞痛发病的主要机制：

（1）冠状动脉狭窄或阻塞：冠状动脉是心脏供血的主要血管，负责将氧气和营养物质输送到心肌组织。当冠状动脉受到粥样硬化斑块（动脉壁上的沉积物和斑块）的影响时，管腔变窄或完全阻塞。这导致心肌供血不足，使心肌无法得到足够的氧气和营养物质。

（2）冠状动脉痉挛：冠状动脉痉挛是冠状动脉在没有明显狭窄的情况下发生短暂的收缩。这种痉挛导致冠状动脉供血暂时性地减少或完全中断，导致心肌缺血。冠状动脉痉挛可能与内皮功能异常、血管平滑肌异常或神经调节失调等因素有关。

（3）心肌氧供需失衡：心绞痛的发作往往与心肌氧供需失衡有关。当心脏活动增加（例如体力活动、情绪激动）时，心肌对氧气的需求增加。如果冠状动脉供血不足，无法满足心肌的氧气需求，就会引发心肌缺血和疼痛。

（4）炎症和血小板聚集：在冠状动脉粥样硬化的过程中，炎症反应和血小板聚集是重要的因素。炎症反应会导致斑块的形成和不稳定性，而血小板聚集则可能引起血栓形成，进一步阻塞冠状动脉。

（5）自律神经系统紊乱：自律神经系统在心血管功能调节中

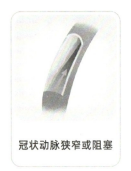
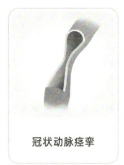

冠状动脉狭窄或阻塞 　　冠状动脉痉挛

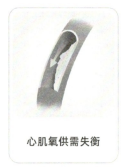
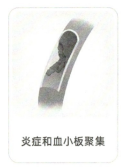
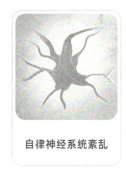

心肌氧供需失衡 　　炎症和血小板聚集 　　自律神经系统紊乱

心绞痛发病机制

起到重要作用。交感神经系统的活跃可以导致血管收缩和心率增加，从而增加心肌氧需求。在某些情况下，自律神经系统的紊乱可能促使冠状动脉痉挛或扩张，进一步导致心绞痛。

中医说

　　在中医理论中，胸痹心痛病的病因主要有寒邪、饮食不当、情志失调、过度劳累、正气不足等。

　　（1）寒邪入侵：《医门法律·中寒门》中写道："胸痹心痛，然总因阳虚，故阴得乘之。"患者本身体质偏阳虚，当受凉时，不能抵御寒邪,寒邪进入经络血脉,停留在心胸处,胸中阳气不能升发,寒凝气滞,血行不畅,而发本病,故天气变化、骤遇寒凉而诱发胸痹心痛。

（2）饮食不当:进食油腻、寒凉食物或长期抽烟、喝酒,或者吃得过饱,导致脾胃损伤,运化功能减退,滋生痰湿,痰饮水湿阻塞经络而停留于心胸,造成心胸阳气无法升发,气血运行不畅;或是痰湿蕴结化火,火伤血脉,痹阻心脉,出现胸痹心痛症状。

（3）情志失调:中医认为情志致病,过度思虑会损伤脾胃,导致脾胃功能下降,生出痰湿,痰湿影响气血运行,导致心脉瘀阻,患者出现胸部闷痛等胸痹症状。当长期郁闷或是发怒时,会影响到肝,肝郁气滞,气血运行不畅,使心脉痹阻,而成胸痹心痛。

（4）正气不足:本病多发于中老年人,肾阳虚衰引起心气不足或心阳不振,血脉没有阳气的推动,则气血运行不畅,发为心痛;若肾阴亏虚,则不能滋养五脏之阴,阴虚火旺,火热灼伤心脉,引起心脉痹阻,则为心痛。

20 心绞痛患者需要做哪些检查?

心绞痛是一种心血管疾病,通常由冠状动脉供血不足引起,导致心脏供氧不足而引发胸痛。如果怀疑自己患有心绞痛,以下是常见的检查和评估方法:

（1）病史询问:医生会详细询问症状、疼痛的特点、发作频率和持续时间等信息,以及相关的医疗史和家族史。

（2）体格检查：医生会进行全面体格检查，包括心脏和肺部听诊，测量血压和脉搏等。

（3）心电图：心电图是一种无创检查方法，用于记录心脏的电活动。它可以检测心脏是否存在异常的电活动或心肌缺血的迹象。

（4）心脏应力测试：这是一种常用的检查方法，可以评估心脏在运动状态下的功能。常见的心脏应力测试包括运动负荷试验（如步行或跑步时进行心电图监测）、药物应激试验或心脏核素显像。

（5）血液检查：血液检查可以评估血液中的脂质水平（如胆固醇和甘油三酯）、血糖水平和其他相关指标，这些指标对评估心脏健康状况非常重要。

（6）冠状动脉造影（冠脉造影）：冠状动脉造影是一种介入性检查方法，通过将造影剂注入冠状动脉，可以清晰地观察冠状动脉的狭窄情况，以确定是否存在冠状动脉疾病。

这些是常见的心绞痛检查方法，具体的检查方案可能会因

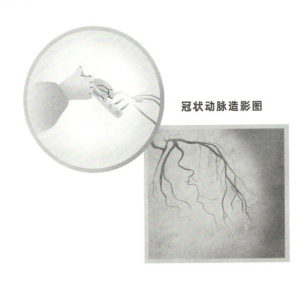

冠状动脉造影图

个人情况而有所不同。如果怀疑自己患有心绞痛，建议尽快咨询医生进行进一步评估和诊断。

中医说

中医通过望、闻、问、切四诊对心绞痛进行检查。

（1）望诊：首先要查看面色、舌质、舌苔。对于心绞痛患者，面色常常晦暗或是苍白。在舌象上，心绞痛患者最多见的是紫舌，舌质红赤，紫暗，兼有瘀斑，这些都是常见的舌象。其次，观察舌下静脉。大部分的冠心病患者，舌下静脉粗胀，有青紫色或者紫黑色。还需要观察患者有无肢体水肿。

（2）闻诊：听患者的声音、闻患者的气味来进行检查。注意患者有无喘促等气息。

（3）问诊：通过询问患者的症状、疼痛性质、部位、持续时间等，问患者寒热、出汗、胃口、睡眠、大小便等情况了解患者的体质证型，辅助辨证论治。

（4）切诊：心绞痛的脉象通常有弦、细、滑、沉、涩、结、代、微等的表现，还要通过脉搏的表现来判断患者的冠心病类型。

21 心绞痛的治疗原则是什么？

西医说

心绞痛是由冠状动脉供血不足引起的胸痛症状。治疗心绞痛的原则主要包括以下几个方面：

（1）缓解疼痛：缓解心绞痛发作是治疗的首要目标。通常可以通过使用硝酸酯类药物（如硝酸甘油）来扩张冠状动脉，增加心肌血流，从而缓解疼痛。

（2）降低冠状动脉阻力：使用药物，如 β 受体阻滞剂、钙通道阻滞剂等，以减少心脏的负荷和血压，从而减少心肌耗氧量，改善冠状动脉血流，缓解心绞痛。

（3）抗血小板治疗：使用抗血小板药物，如阿司匹林，可以减少血小板聚集，预防血栓形成，改善冠状动脉血流，降低心绞痛的发作频率和严重程度。

（4）调整生活方式：改善生活方式对心绞痛的治疗和预防至关重要。包括戒烟、控制体重、饮食健康、适度锻炼等，有助于降低心血管病风险和减轻心绞痛症状。

（5）心理支持：心绞痛患者常常伴随着焦虑、恐惧等心理问题，提供心理支持和认知行为疗法等心理治疗方法，可以帮助患

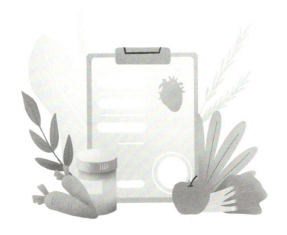

者应对心绞痛,减轻心理压力。

注意,以上仅为一般性的治疗原则,具体的治疗方案应根据患者的具体情况和医生的建议进行制定。如有心绞痛症状,建议尽快咨询医生以获得专业的诊断和治疗建议。

中医说

胸痹心痛病有外因,例如饮食不当、情志不畅或是寒邪入侵,内因为正气虚衰,在发作期以标实为主,缓解期以本虚为主。对于实证应当泻,针对寒凝、气滞、血瘀、痰浊而温通、理气、活血、化痰。治疗应补内因之不足,泻外因之有余。要辨别心的气血阴阳有没有不足,有没有肝、脾、肾等脏腑亏虚,对不足的应该进行补益,尤其要补心气、温心阳。而心脉不通为主要病机,所以要着重用活血通络的方法。

寒凝心脉证治法为温经散寒,活血通痹;气滞心胸证治法为疏调气机,和血舒脉;痰浊闭阻证以通阳泄浊,豁痰开结为治则;瘀血痹阻证治法为活血化瘀,通脉止痛;心气不足证则补养心气,鼓动心脉;心阴亏损证则滋阴清热,养心安神;心阳不振证以补益阳气,温振心阳为治法。

22 心绞痛的治疗方法有哪些?

西医说

心绞痛的治疗方法主要包括以下几种：

（1）药物治疗

● 硝酸酯类药物：如硝酸甘油，可通过扩张冠状动脉，增加心肌血流，缓解心绞痛发作。

● β受体阻滞剂：如美托洛尔、普萘洛尔，通过降低心脏的负荷和血压，减少心肌耗氧量，改善冠状动脉血流。

● 钙通道阻滞剂：如硝苯地平、地尔硫卓，可扩张冠状动脉，减少心脏收缩力，降低心肌耗氧量。

● 血小板抑制剂：如阿司匹林，可减少血小板聚集，预防血栓形成，改善冠状动脉血流。

● 阿片类镇痛剂：如吗啡，用于急性心绞痛发作时的疼痛缓解。

（2）心血管介入治疗

● 经皮冠状动脉成形术（PTCA）：通过导管插入冠状动脉，使用扩张球囊将狭窄的血管扩张，改善冠状动脉血流。

● 经皮冠状动脉介入术（PCI）：在PTCA的基础上，植入金属支架，保持冠状动脉的通畅。

（3）冠状动脉搭桥术（CABG）：适用于冠状动脉狭窄较为严重或存在多支血管病变的患者。通过植入血管移植物，绕过狭窄的冠状动脉，恢复心肌的正常血液供应。

（4）改善生活方式

● 戒烟：尽量避免吸烟，以降低心脏负荷和冠状动脉痉挛的风险。

● 饮食调整：控制脂肪摄入，增加蔬菜、水果和全谷物的摄入,避免高胆固醇和高盐饮食。

● 锻炼:进行适度的有氧运动,如散步、游泳等,有助于增强和改善心肌功能。

中医说

(1)中药治疗:在中医辨证后,根据患者不同的证型选择合适的中药或中成药治疗。常用的活血化瘀药包括丹参、川芎、红花,常用的中成药包括麝香保心丸、速效救心丸、复方丹参滴丸等。

【寒凝心脉】

方药:当归四逆汤。当归9 g,桂枝9 g,芍药9 g,细辛3 g,通草6 g,大枣8枚,甘草(炙)6 g。每日1剂,水煎服,分2次服。

【气滞心胸】

方药:柴胡疏肝散。陈皮、柴胡各6 g,川芎、香附、枳壳、芍药各4.5 g,甘草(炙)1.5 g。每日1剂,水煎服,分2次服。

【痰浊闭阻】

方药:瓜蒌薤白半夏汤加味。全瓜蒌30 g,薤白20 g,半夏12 g,厚朴12 g,丹参20 g,竹茹15 g,枳实20 g,桃仁12 g,红花15 g,白术15 g,桔梗15 g,甘草10 g。每日1剂,水煎服,分2次服。

【瘀血痹阻】

方药:血府逐瘀汤。桃仁12 g,红花、当归、生地黄、牛膝各9 g,川芎、桔梗各4.5 g,赤芍、枳壳、甘草各6 g,柴胡3 g。每日1

剂,水煎服,分2次服。

【心气不足】

方药:保元汤。人参3 g,黄芪9 g,甘草2 g,肉桂1.5～2 g。每日1剂,水煎服,分2次服。

【心阴亏损】

方药:天王补心丹。人参、茯苓、玄参、丹参、桔梗、远志各15 g,当归、五味子、麦门冬、天门冬、柏子仁、酸枣仁各30 g,生地黄120 g。每日1剂,水煎服,分两次服用。

【心阳不振】

方药:参附汤合桂枝甘草汤。人参10 g,附子10 g,桂枝10 g,细辛3 g,瓜蒌15 g,薤白10 g,枳壳10 g,檀香6 g,红花10 g,川芎15 g,龙骨(煅)15 g,牡蛎(煅)15 g,甘草(炙)10 g。每日1剂,水煎服,分2次服。

(2)针灸理疗:针灸按摩内关穴、膻中穴、心俞穴等穴位,可以帮助缓解心绞痛。耳穴压豆可以选取神门穴、交感穴及皮质下穴位,每天用王不留行籽压在上面,每次按压、按摩40次左右。

(3)足浴:以当归、川芎、赤芍、红花、鸡血藤、乳香、没药、苏木、桂枝等煎水,每晚浸足约30分钟,可以起到活血通络的作用,帮助缓解心绞痛。

23 患者在家中遇到心绞痛应采取什么急救措施?

西医说

如果患者在家中遇到心绞痛的急性发作,应采取以下急救措施:

(1)让患者休息:让患者立即停止活动,找一个舒适的位置坐下或卧床休息。

(2)给患者服用硝酸甘油:让患者咀嚼一片或喷雾一次硝酸甘油。硝酸甘油能够扩张冠状动脉,增加心肌血流,缓解心绞痛。

(3)给患者咀嚼阿司匹林:让患者咀嚼一片低剂量阿司匹林。阿司匹林具有抗血小板的作用,可以预防血栓形成。

(4)松紧衣物:如果患者感到胸闷,可以松开紧身的衣物,以减轻胸部压力。

(5)监测症状变化:观察患者的症状变化,注意是否有加重或持续加长的趋势。

(6)拨打紧急电话:如果症状持续加重或不缓解,应立即拨打紧急电话(如急救电话)寻求医疗救助。

注意,这些急救措施只是在紧急情况下的临时处理方法,旨在缓解症状,但并不代表对病因的治疗。对于心绞痛患者,及时就医是非常重要的,建议在急救措施后尽快寻求医生的专业诊断和治疗。

中医说

心绞痛属内科急症,若遇到急性发作,要以消除疼痛为首要任务,可采取以下措施。病情严重者,应积极配合西医救治。

(1)中药

● 速效救心丸,每日3次,每次4～6粒含服,急性发作时每次10~15粒。功效：活血理气，增加冠脉流量，缓解心绞痛，治疗冠心病胸闷、憋气、心前区疼痛。

- 苏合香丸，每服1~4丸，疼痛时用。功效：芳香温通，理气止痛，治疗胸痹心痛、寒凝气滞证。

- 苏冰滴丸，含服，每次2~4粒，每日3次。功效：芳香开窍，理气止痛，治疗胸痹心痛，真心痛属寒凝气滞者。

- 冠心苏合丸，每服1丸（3g）。功效：芳香止痛，用于胸痹心痛、气滞寒凝者，亦可用于真心痛。

- 寒证心痛气雾剂，温经散寒，理气止痛，用于心痛苔白者，每次舌下喷雾1~2次。

- 热证心痛气雾剂，凉血清热，活血止痛，用于心痛苔黄者，每次舌下喷雾1~2次。

- 麝香保心丸，芳香温通，益气强心，每次含服或吞服1~2粒。

- 活心丸，养心活血，每次含服或吞服1~2丸。

- 心绞痛宁膏，活血化瘀，芳香开窍，敷贴心前区。

配合选用盐酸川芎嗪注射液、丹参注射液、生脉注射液静脉滴注。

（2）穴位按摩：按压内关穴，用拇指重重按压内关穴，能快速缓解心绞痛。

24 心绞痛如何进行预防？

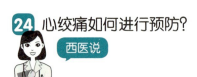

西医说

预防心绞痛的关键在于调整生活方式和管理心血管健康。以下是一些预防心绞痛的方法：

（1）戒烟：吸烟是导致心绞痛和其他心血管疾病的重要危险因素。戒烟可以大大降低患心绞痛的风险。

（2）饮食健康：养成健康的饮食习惯可以降低心脏病风险。减少饱和脂肪和胆固醇的摄入，增加蔬菜、水果、全谷物和优质蛋白质的摄入。

（3）控制体重：维持适当的体重有助于降低心血管疾病的风险。通过均衡的饮食和适度的运动，将体重控制在正常范围内。

（4）规律锻炼：进行适度的有氧运动，如散步、慢跑、游泳等，可以增强心脏健康和血液循环。在开始新的运动计划之前，最好先咨询医生的建议。

（5）控制高血压：高血压是心绞痛和其他心血管疾病的重要风险因素。通过采取措施，如控制饮食、限制食盐的摄入、适当运动、遵循医生的建议等，维持血压在正常范围内。

（6）管理高血脂：高血脂（高胆固醇和高三酸甘油酯）是心血管疾病的危险因素。可通过饮食调整、规律锻炼、遵循医生的药物治疗方案等，控制血脂水平。

（7）控制糖尿病：糖尿病患者更容易患心血管疾病，包括心绞痛。通过控制血糖水平、定期监测、遵循医生的治疗方案，可以降低心脏病风险。

（8）减少压力：长期承受高压力可能对心血管健康产生负面影响。可寻找有效的压力应对方法，如放松技巧、冥想、锻

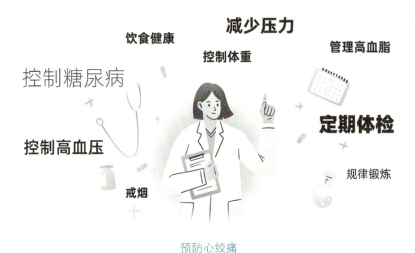

预防心绞痛

炼等。

（9）定期体检：定期进行体检，包括血压检查、血脂检查和血糖检查，以及评估心血管疾病风险。根据医生的建议进行必要的药物治疗和调整。

注意，预防心绞痛需要管理心血管健康，采取多种措施综合考虑。如有心血管疾病的风险因素或其他相关疾病，要咨询医生以获取个性化的预防建议。

中医说

在心绞痛的预防上，可以从生活起居、饮食、情绪、运动等方面来进行调摄。

（1）起居有常：应按照四季时令进行作息，保证睡眠和休息时间，避免熬夜工作，临睡前不宜看紧张、恐怖的小说和电视剧。

注意天气变化,及时增减衣物,避免受凉。

（2）饮食有节：饮食清淡,避免饮食过饱、过多饮用油腻、生冷之品,戒烟、戒酒。多吃蔬菜、水果及豆制品,例如芹菜、菠菜、白菜、西兰花、猕猴桃、西瓜、草莓、橘子、黄豆、大豆、黑豆、赤小豆等保护心脏的食物。同时减少脂肪摄入,建议选择脂肪含量较低的白肉,如鸡、鸭、鱼肉。食盐的摄入量每日限制在 6 g 以内。

（3）调畅情志：精神紧张、激动可诱发心绞痛。应忌暴怒、惊恐、过度思虑以及过喜。培养种花、养鱼等良好习惯,以怡情养性,调节情绪,保持心情平静愉快。

（4）运动有度：适度运动,选择轻柔、中低强度的运动进行锻炼,提高心肺功能。运动的方式以进行有氧活动为宜,如散步、拉伸运动、慢跑、慢骑自行车、打太极拳、做保健操、游泳等,运动前要饮温开水和做准备活动。

25 冠心病是什么?

 西医说

冠心病（CHD），也被称为冠状动脉性心脏病，是一种心血管疾病，主要由冠状动脉的狭窄或阻塞引起。冠状动脉是为心脏肌肉供应氧气和营养物质的血管，当冠状动脉受到动脉粥样硬化（一种动脉壁内的脂质沉积物形成）或血栓形成等因素影响时，血液流动受限，导致心肌供血不足，产生一系列症状。

常见的冠心病病症包括：

（1）心绞痛：冠状动脉狭窄引起心肌缺血时出现的胸痛或不适感，通常在活动或情绪激动时出现，可以通过休息或药物缓解。

（2）心肌梗死：冠状动脉阻塞导致心肌缺血严重，造成部分心肌细胞坏死。心肌梗死是一种严重的冠心病并发症，可导致心脏功能受损。

（3）心力衰竭：冠心病引起的心肌损伤和心肌梗死可导致心脏泵血功能减退，引发心力衰竭，表现为呼吸困难、疲劳、水肿等症状。

（4）心律失常：冠心病可导致心脏电活动异常，出现心律失常，如心动过速、心动过缓或心房颤动等。

冠心病的主要风险因素包括高血压、高血脂、糖尿病、吸烟、肥胖、不良饮食习惯、缺乏运动、家族遗传等。有效的冠心病防治措施包括改善生活方式、药物治疗、心血管介入手术等。如果怀疑患有冠心病，应及时就医进行诊断和治疗。

中医说

在中医体系里，冠心病属于胸痹心痛，冠心病重症心肌梗死相当于中医里的"真心痛"。"胸痹"这一病名最早见于《黄帝内经》，书中对本病的病因、症状均有记载。胸痹心痛是以胸口或左胸部发作性憋闷、疼痛为主要临床表现的一种病证，常在正气亏损的情况下，饮食失调、情志不畅、寒邪入体等引起的痰浊、瘀血、气滞、寒凝痹阻心脉。轻症时，偶然发作短暂轻微的胸闷或隐隐作痛；重症时，心胸部疼痛剧烈，或呈心绞痛，常伴有心慌、气短、呼吸困难，甚至喘促、面色苍白、出冷汗、惊恐不安等。多由于劳累、饱餐、寒冷及情绪激动而诱发，有时也在无明显诱因下发病。本病病机较为复杂，多与身体正气虚弱有关，所以中医药治疗胸痹心痛也有独特的作用。

26 冠心病的诊断标准是什么？

西医说

冠心病的诊断通常是基于患者的症状、体征、心电图结果、心脏酶的检测以及心血管影像学检查等综合评估。以下是常见的冠心病诊断标准和检查方法：

（1）症状评估

● 心绞痛：典型的心绞痛表现为胸痛或不适感，可伴随劳累或情绪激动，通常在活动后缓解。

● 心肌梗死：严重胸痛持续超过20分钟，并伴有心肌坏死的生化标志物升高。

（2）心电图

● 静态心电图：检测心电图是否存在异常，如ST段压低、T波倒置、Q波增深等。

● 动态心电图：连续记录24小时的心电图，以便检测短暂的心电图异常。

（3）心肌标志物：心肌梗死时，血液中的心肌特异性酶物质（如心肌肌钙蛋白、肌酸激酶MB同工酶等）会升高。

（4）心血管影像学检查

● 冠状动脉造影：通过将导管插入冠状动脉，注入造影剂，观察冠状动脉的狭窄或阻塞情况。

● 心脏超声（超声心动图）：利用超声波检查心脏的结构和功能，包括心室功能、冠状动脉供血情况等。

● 核医学心肌灌注显像：通过注射放射性示踪剂，观察心肌血流情况，评估冠状动脉供血情况。

除了上述临床检查，医生还会考虑患者的危险因素、家族病史、心血管评估等信息来进行冠心病的诊断。

注意，冠心病的诊断应由医生进行，根据患者的具体情况和检查结果进行综合评估。如果怀疑患有冠心病,应及时就医咨询专业医生。

中医说

（1）胸痹心痛病发病部位常见于左胸或胸正中,常常突发憋闷疼痛,疼痛性质为闷痛、灼痛、绞痛、刺痛、隐痛等,常可放射到肩背部、手臂、咽喉部、胃脘部等,甚者可由手少阴心经、手厥阴心包经循行部位放射至中指或小指,常伴有心慌。

（2）胸痹心痛常突然发病,时发时止,反复发作。发作持续时间较短暂,一般几秒至数十分钟,通过休息或舌下含服药物后可迅速缓解。

（3）胸痹心痛发病年龄多见于中年以上,常因运动、情志波动、气候变化、暴饮暴食、劳累过度等而诱发。有时也可在无明显诱因下发病。

（4）在西医的常规检查中,常规心电图、动态心电图、超声心动图、运动试验心电图、心肌标志物等有相应表现,可有助于诊断。

27 冠心病的临床表现是什么?

西医说

冠心病的临床表现可因患者的个体差异和病情严重程度而

有所不同。以下是一些常见的冠心病临床表现：

（1）心绞痛：心绞痛是冠心病最常见的症状之一。通常表现为胸痛或不适感，可以描述为压迫、紧缩、胀痛或烧灼感，位于胸骨后部，也可能向左肩、臂、颈部、下颌或背部放射。心绞痛常在体力活动或情绪激动时出现，通常会在休息或服用硝酸甘油后缓解。

（2）呼吸困难：冠心病患者可能在活动时或休息时感到呼吸困难，这可能是由心力衰竭引起的。

（3）心肌梗死：当冠状动脉阻塞导致心肌缺血严重，可能发生心肌梗死。症状包括严重胸痛持续超过20分钟、呼吸急促、出冷汗、恶心、呕吐、腹痛等。

（4）心律失常：冠心病可能导致心脏电活动异常，引发心律失常，如心动过速、心动过缓、心房颤动等。

（5）无症状心肌缺血：有些冠心病患者可能没有明显症状，但心肌缺血的表现可以在心电图或其他检查中被发现。

注意，冠心病的症状和严重程度会因个体差异而有所不同，有些患者可能表现出不典型的症状，如胸痛不明显、疲劳、消化不良等。老年人和糖尿病患者可能更容易出现无症状心肌缺血。

如果怀疑自己患有冠心病或有类似的症状，应尽早咨询医生进行准确的诊断和治疗。只有医生能根据病史、体检和相关检查结果做出正确的诊断。

中医说

胸痹心痛病的临床表现主要有胸闷、心慌、心痛、气短、头晕等。在中医经典《金匮要略·胸痹心痛短气病脉证并治第九》中，首次将胸闷、心痛、短气三症同时提出。胸痹心痛常见于40岁以上的成年人，常由运动、情志刺激、饮食过饱、感受寒冷、劳倦过度而诱发，亦可在安静时或无明显诱因时发病。发病位置在左胸或胸正中，常常突发憋闷疼痛，疼痛性质为闷痛、灼痛、绞痛、刺痛、隐痛等，常可放射到肩背部、手臂、咽喉部、胃脘部等，甚者可由手少阴心经、手厥阴心包经循行部位放射至中指或小指，常伴有心慌，持续时间短暂。胸痹心痛病常伴有短气乏力，头晕目眩、心慌汗出，甚至呼吸困难。大多数患者休息或除去诱因后症状可以缓解。

本病舌象、脉象表现多种多样，但舌象以舌苔厚腻、舌质暗淡，或舌尖微红、舌边稍干燥多见，脉象以脉细数、脉弦数、脉沉迟、脉结代多见。

28 冠心病的分类有哪些？

冠心病可按照不同的分类方法进行分类，以下是一些常见的分类方式。

（1）根据病因分类

● 动脉粥样硬化性冠心病：最常见的冠心病类型，由于冠状动脉内动脉粥样硬化斑块形成而引起。

● 冠状动脉痉挛性冠心病：冠状动脉出现痉挛，导致心肌缺血和心绞痛发作。

- 冠状动脉血栓形成性冠心病：冠状动脉内形成血栓，完全或部分阻塞血流，引发心肌梗死。

（2）根据临床表现分类

- 稳定型心绞痛：心绞痛症状相对稳定，通常在活动或情绪激动时发作，休息或药物可缓解。

- 不稳定型心绞痛：心绞痛症状加重或新发，可能伴有心肌梗死的危险。

- 心肌梗死：冠状动脉阻塞引起心肌缺血严重，导致心肌坏死。

- 无症状心肌缺血：患者没有明显症状，但心肌缺血的表现可以在心电图或其他检查中被发现。

（3）根据冠状动脉病变程度分类

- 单支血管病变：一条冠状动脉受累。

- 双支血管病变：两条冠状动脉受累。

- 三支血管病变：三条冠状动脉受累。

（4）根据病变部位分类

- 左主干病变：冠状动脉主干病变。

- 前降支病变：前降支冠状动脉病变。

- 右冠状动脉病变：右冠状动脉病变。

采用这些分类方法，可以根据医生的判断和具体情况来确定冠心病的类型。不同类型的冠心病可能需要不同的治疗策略和管理方法。如果诊断为冠心病，医生会根据患者的具体情况制定个性化的治疗方案。

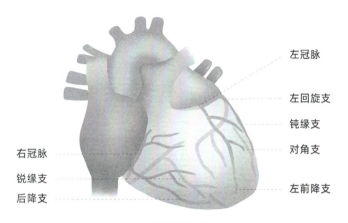

右冠脉

锐缘支

后降支

左冠脉

左回旋支

钝缘支

对角支

左前降支

动脉解剖图

在中医理论中,冠心病与心绞痛的辨证分型相同,具体如下:

(1)寒凝心脉:多由于天气寒冷或受凉而发病或加重。突然在胸口或左胸出现绞痛,有时会放射到背部,感觉冷痛,心慌气短,四肢冰凉,怕冷出汗,舌苔薄、色白,脉沉紧或促。

(2)气滞心胸:在情绪不畅时容易诱发或加重,心胸部胀闷不适,隐隐作痛,疼痛位置不固定,时常喜欢叹气,常伴有腹胀、胃脘部胀满,打嗝后缓解,舌苔薄,脉细弦。

(3)痰浊闭阻:在阴雨天容易发作或加重,多以胸闷为主,患者多形体肥胖,湿气重,伴有身体困重,倦怠乏力,胃口差,腹泻,恶心,痰多,舌苔白腻或白滑,脉滑。

(4)瘀血痹阻:病程往往较长,心胸部疼痛剧烈,以刺痛或绞痛为主,疼痛有固定位置,有时可放射到肩背部,常常伴有胸闷,可因情绪激动而加重,舌质暗红或紫暗,有瘀斑,舌下青筋淤堵,舌苔薄,脉涩或结、代、促。

（5）心气不足：心胸部隐隐作痛,时发时止,胸闷气短,活动后加重,心慌乏力,神色疲惫,少言,汗出,面色㿠白,舌质淡红,舌体胖且边有齿痕,苔薄白,脉细缓或结代。

（6）心阴亏损：心胸部隐痛或灼痛,时发时止,心慌,伴有阴虚的表现,口干舌燥,潮热盗汗,心烦,舌色红、少泽,苔少,脉细数或结代。

（7）心阳不振：胸闷或心痛较明显,气短,心慌,伴有阳虚表现,出汗,活动后加重,怕冷,四肢冰凉浮肿,面色㿠白,舌质淡胖,苔白腻,脉沉细迟。

29 冠心病的病因有哪些？

西医说

冠心病的发病是由多种因素相互作用所致。以下是常见的冠心病病因。

（1）动脉粥样硬化：动脉粥样硬化是最主要的冠心病病因。它是指血管壁内的脂质、胆固醇、钙等物质在血管壁内逐渐沉积形成斑块,导致血管狭窄和堵塞。斑块形成主要与高脂血症、高胆固醇饮食、吸烟、高血压、糖尿病等因素有关。

（2）高血压：长期的高血压会使心脏和血管受到过度的负担,引起冠状动脉病变和心肌供血不足。

（3）糖尿病：糖尿病患者易患冠心病，高血糖导致血管损伤，增加动脉粥样硬化的发生。

（4）高血脂症：血液中胆固醇和甘油三酯水平升高，增加动脉粥样硬化的风险。

（5）吸烟：吸烟会损害血管内皮细胞，促进斑块形成和血栓形成。

（6）高胆固醇饮食：摄入过多的饱和脂肪和胆固醇会导致血液中胆固醇水平升高，加速动脉粥样硬化的发展。

（7）缺乏体育锻炼：缺乏体育锻炼会导致肥胖、高血压、高血脂等危险因素增加。

（8）遗传因素：家族中有冠心病患者的人，患病风险相对较高。

（9）年龄和性别：男性和年龄增长是冠心病发病的风险因素。

（10）其他因素：肥胖、代谢综合征、应激、酗酒等也与冠心病的发生相关。

注意，这些病因可能相互交织，导致冠心病的发生。理解冠心病的病因可以帮助我们采取适当的预防和管理措施，如保持健康的生活方式，控制血压、血糖和血脂水平，戒烟等。如果有冠心病的高风险因素或症状，请及时咨询医生进行评估和指导。

中医说

在中医理论中，胸痹心痛病的病因主要有寒邪、饮食不当、情志失调、过度劳累、正气不足等。

（1）寒邪：寒邪是中医外感六邪之一。如果外界气温过低，寒邪入侵人体,进入经络、血脉,停留在心胸处,则导致心胸气血运行不通畅而形成血瘀,进而引发胸痹。

（2）饮食不当：进食过多肥腻、寒凉食物或长期抽烟喝酒,导致损伤脾胃而使得脾胃运化功能减退,机体生出痰饮,痰饮、水湿容易阻塞经络而停留于心胸,造成心胸气血运行不畅,最终出现胸痹症状。

（3）情志失调：长期处于过度思虑、压抑或愤怒的情绪状态下,可导致肝郁气结,进而诱发心胸气机不畅,导致患者出现胸部闷痛等胸痹症状。

（4）过度劳累：可导致人体免疫力下降,气血不足,气血无法濡养心脉就会导致心脉失养,进而产生心慌气短等胸痹症状。

（5）正气不足：年老体弱者由于正气不足,出现心气虚、心阴虚、心阳虚等证候,导致心脉失养,进而引发胸痹。

30 冠心病的发病机制是什么？

西医说

冠心病是一种由冠状动脉狭窄或阻塞引起的心血管疾病。以下是一般发病机制：

（1）动脉粥样硬化：冠心病最常见的原因是动脉粥样硬化。它是指血管壁内层的脂质斑块逐渐增多,形成斑块。这些斑块包括胆固醇、钙、炎症细胞和纤维组织。随着时间的推移,斑块可能逐渐增大,导致血管壁变厚,并限制血流通过动脉。

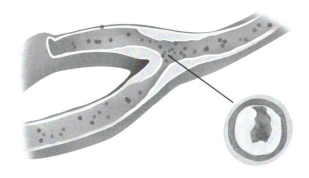

动脉粥样硬化

（2）冠状动脉狭窄：当动脉内脂质斑块增大时，可以限制或阻塞血流通过冠状动脉。这会导致心肌缺血，即心脏肌肉不能获得足够的氧气和营养物质。

（3）血栓形成：在动脉粥样硬化斑块表面，血小板可以聚集并形成血栓。血栓可以进一步阻塞动脉，并导致心肌缺血。

（4）冠状动脉痉挛：除了动脉粥样硬化，冠心病也可能由冠状动脉痉挛引起。冠状动脉痉挛是指冠状动脉在痉挛时狭窄或完全关闭，导致心肌缺血。这种痉挛可能是由冷刺激、精神压力或吸烟等因素引起的。

在严重情况下，冠心病可能导致心肌梗死（心肌细胞死亡）或心力衰竭（心脏无法有效泵血）。

中医说

在中医学中，冠心病属于胸痹心痛病的范畴，与心绞痛同属心痹症状。中医学认为，冠心病根本的发病机制是"阳微阴弦"，《医门法律·中寒门》中写道："胸痹心痛，然总因阳虚，故阴得乘之"，通俗来说，就是胸中的阳气不足，推动无力，导致瘀血痰浊壅塞，堵塞心脉。

现在人们生活节奏加快，起居失常，疲劳过度，导致脾胃损伤、中气生成不足，加上饮食不规律，进食了过多肥甘厚腻，使饮食不能转化为精微物质，而聚集转化为痰湿。气虚推动无力，使血液运行受阻，停留在血脉中成为瘀血，瘀血和痰湿相互交织，阻塞心脉从而导致了冠心病的发生。

在中医理论中，若血瘀的病情进一步发展，瘀血痹阻心脉，则心胸猝然大痛，痛不可自止，而发为真心痛。若心阳阻遏、心气不足、鼓动无力，可发为心悸、脉参伍不调；若心肾阳虚、水邪泛滥，可出现心衰；若心阴阳之气不相顺接，可发生厥脱，乃至猝死。

31 冠心病患者需要做哪些检查？

西医说

（1）心电图：是一种常见的检查方法，用于评估心脏的电活动。它可以检测心律不齐、心肌缺血和心肌梗死的迹象。

（2）心肌酶谱：包括测量肌酸激酶、肌酸激酶同工酶和心肌肌钙蛋白等标志物的水平。这些标志物在心肌损伤时释放到血液中，可以帮助诊断心肌梗死。

（3）超声心动图：超声心动图使用声波来生成心脏的图像，

以评估心脏的结构和功能。它可以检查冠状动脉是否狭窄、心室壁是否有异常的运动等。

（4）应力测试：应力测试评估心脏在运动或应激状态下的反应。最常见的类型是负荷心电图，即在跑步机上进行心电图监测。

（5）冠状动脉造影：冠状动脉造影是通过将对比剂注入冠状动脉，然后使用X射线拍摄来评估冠状动脉的狭窄程度和血流情况。它可以确定是否需要进行血管成形术（介入治疗）或冠状动脉旁路移植手术。

（6）心电监测：心电监测包括24小时的动态心电图（Holter监测）或长期心电图记录（移动式心电图记录仪），用于检测心律不齐和心肌缺血等病情。

此外，还可能根据患者的具体情况和症状，进行其他血液检查、胸部X线、计算机断层扫描（CT扫描）等其他辅助检查。

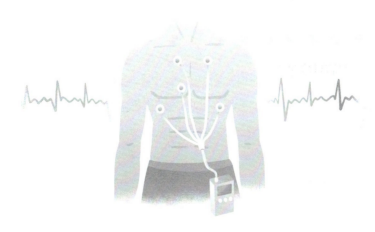

24小时心电监测

中医说

中医通过望、闻、问、切四诊对冠心病进行检查。

（1）望诊：首先要查看面色、舌质、舌苔。对于心绞痛患者，面色常常晦暗或是苍白。在舌象上，心绞痛患者最多见的是紫舌，舌质红赤，紫暗，兼有瘀斑，这些都是常见的舌象。其次，观察舌下静脉。大部分的冠心病患者，舌下静脉粗胀，有青紫色或者紫黑色。还需要观察患者有无肢体水肿。

（2）闻诊：听患者的声音、闻患者的气味来进行检查。注意患者有无喘促等气息。

（3）问诊：通过询问患者的症状、疼痛性质、部位、持续时间等，问患者寒热、出汗、胃口、睡眠、大小便等情况了解患者的体质证型，辅助辨证论治。

（4）切诊：心绞痛的脉象通常有弦、细、滑、沉、涩、结、代、微等的表现，还要通过脉搏的表现来判断患者的冠心病类型。

32 冠心病的治疗原则是什么？

西医说

（1）生活方式管理：包括戒烟、改善饮食习惯、增加体力活动和控制体重。这些措施有助于降低血压、改善血脂和血糖水平，减少冠状动脉狭窄的进展，并改善心血管健康。

（2）药物治疗：常用的药物包括：抗血小板药物用于预防血

栓形成；抗血脂药物用于降低血脂水平；抗高血压药物用于降低血压；抗心绞痛药物用于减少心绞痛发作；抗凝血药物用于防止血栓形成。

（3）介入治疗：对于冠状动脉狭窄严重的患者，可能需要进行介入治疗。

（4）心脏康复：心脏康复是一个综合性的计划，旨在帮助患者通过体力活动、教育和心理支持来改善心血管健康和生活质量。

注意，冠心病的治疗应根据每个患者的具体情况进行个体化的管理。因此，建议患者与医生进行详细的讨论，由医生进行诊断和评估，以制定最合适的治疗计划。

中医说

胸痹心痛病有外因，例如饮食不当、情志不畅或是寒邪入侵，内因为正气虚衰，在发作期以标实为主，缓解期以本虚为主。对于实证应当泻，针对寒凝、气滞、血瘀、痰浊而温通、理气、活血、化痰。治疗应补内因之不足，泻外因之有余。要辨别心的气血阴阳有没有不足，有没有肝、脾、肾等脏腑亏虚，对不足的应该进行补益，尤其要补心气、温心阳。而心脉不通为主要病机，所以要着重用活血通络的方法。

寒凝心脉证治法为温经散寒，活血通痹；气滞心胸证治法为疏调气机，和血舒脉；痰浊闭阻证以通阳泄浊，豁痰开结为治则；瘀血痹阻证治法为活血化瘀，通脉止痛；心气不足证则补养心气，鼓动心脉；心阴亏损证则滋阴清热，养心安神；心阳不振证以补益阳气,温振心阳为治法。

33 冠心病的治疗方法有哪些?

西医说

(1)药物治疗:常用药物如下。

- 抗血小板药物:如阿司匹林,用于预防血栓形成。

- 抗血脂药物:如他汀类药物,用于降低血脂水平。

- 抗高血压药物:如 β 受体阻滞剂、ACE 抑制剂、钙通道阻滞剂等,用于降低血压。

- 抗心绞痛药物:如硝酸酯类药物和钙通道阻滞剂,用于减少心绞痛发作。

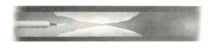
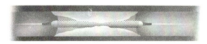
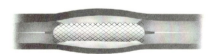
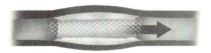

经皮冠状动脉成形术（PTCA）

- 抗凝血药物:如华法林,用于防止血栓形成。

(2)介入治疗:对于冠状动脉狭窄严重的患者,可能需要进行介入治疗,如经皮冠状动脉成形术(PTCA)或冠状动脉旁路移植术(CABG)。PTCA 是通过将导管插入冠状动脉,在狭窄部位扩张血管并放置支架来恢复血流。CABG 是通过手术方式搭建冠状动脉旁路,绕过狭窄或阻塞的冠状动脉。

（3）心脏瓣膜修复或置换手术：如果冠心病导致心脏瓣膜受损,可能需要进行心脏瓣膜修复或置换手术。

（4）改变生活方式：生活方式的改变对冠心病的治疗至关重要。这包括戒烟、改善饮食习惯、增加体力活动和控制体重。这些措施有助于降低血压、改善血脂和血糖水平,减少冠状动脉狭窄的进展,并改善心血管健康。

中医说

（1）中药治疗：在中医辨证后,根据患者不同的证型选择合适的中药或中成药治疗。常用的活血化瘀药包括丹参、川芎、红花,常用的中成药包括麝香保心丸、速效救心丸、复方丹参滴丸等。

【寒凝心脉】

方药：当归四逆汤。当归9 g,桂枝9 g,芍药9 g,细辛3 g,通草6 g,大枣8枚,甘草（炙）6 g。每日1剂,水煎服,分2次服。

【气滞心胸】

方药：柴胡疏肝散。陈皮、柴胡各6 g,川芎、香附、枳壳、芍药各4.5 g,甘草（炙）1.5 g。每日1剂,水煎服,分2次服。

【痰浊闭阻】

方药：瓜蒌薤白半夏汤加味。全瓜蒌30 g,薤白20 g,半夏12 g,厚朴12 g,丹参20 g,竹茹15 g,枳实20 g,桃仁12 g,红花15 g,白术15 g,桔梗15 g,甘草10 g。每日1剂,水煎服,分2次服。

【瘀血痹阻】

方药：血府逐瘀汤。桃仁12 g，红花、当归、生地黄、牛膝各9 g，川芎、桔梗各4.5 g，赤芍、枳壳、甘草各6 g，柴胡3 g。每日1剂，水煎服，分2次服。

【心气不足】

方药：保元汤。人参3 g，黄芪9 g，甘草2 g，肉桂1.5～2 g。每日1剂，水煎服，分2次服。

【心阴亏损】

方药：天王补心丹。人参、茯苓、玄参、丹参、桔梗、远志各15 g，当归、五味子、麦门冬、天门冬、柏子仁、酸枣仁各30 g，生地黄120 g。每日1剂，水煎服，分2次服。

【心阳不振】

方药：参附汤合桂枝甘草汤。人参10 g，附子10 g，桂枝10 g，细辛3 g，瓜蒌15 g，薤白10 g，枳壳10 g，檀香6 g，红花10 g，川芎15 g，龙骨（煅）15 g，牡蛎（煅）15 g，甘草（炙）10 g。每日1剂，水煎服，分2次服。

（2）针灸理疗：针灸按摩内关穴、膻中穴、心俞穴等穴位，可以帮助缓解心绞痛。耳穴压豆可以选取神门穴、交感穴及皮质下穴位，每天用王不留行籽压在上面，每次按压、按摩40次左右。

（3）足浴：以当归、川芎、赤芍、红花、鸡血藤、乳香、没药、苏木、桂枝等煎水，每晚浸足约30分钟，可以起到活血通络的作用，帮助缓解心绞痛。

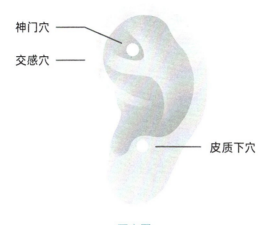

神门穴

交感穴

皮质下穴

耳穴图

34 冠心病如何进行预防?

西医说

冠心病预防的关键在于采取一系列健康的生活方式和控制相关的危险因素。以下是一些建议:

(1)健康饮食:采用均衡的饮食,包括多种水果、蔬菜、全谷类食品、优质蛋白质(如鱼类、豆类和坚果)以及低脂乳制品。限制饱和脂肪和胆固醇的摄入,减少盐和糖的摄入。

(2)体育锻炼:定期进行适度的体育锻炼,如快走、跑步、游泳等。建议每周至少进行150分钟的中等强度有氧运动或75分钟的高强度有氧运动。

(3)戒烟:戒烟是预防冠心病的重要措施。吸烟对心血管系统有害,会增加冠心病的风险。寻求医疗专业人员的帮助和支持可以提高戒烟成功率。

（4）控制血压：保持正常的血压水平对于预防冠心病至关重要。通过健康饮食、减少钠盐摄入、体育锻炼、限制饮酒等方式来控制血压。

（5）控制血脂：保持健康的血脂水平对于预防冠心病至关重要。限制饱和脂肪和胆固醇的摄入，选择健康的脂肪来源，如橄榄油、鱼油等。如果有高胆固醇问题，可能需要药物治疗。

（6）控制血糖：对于患有糖尿病的人群，控制血糖水平非常重要。遵循医生的建议，进行血糖监测、合理饮食、适度运动和必要的药物治疗。

（7）控制体重：保持适当的体重对于预防冠心病非常重要。通过健康饮食和适度的体育锻炼来控制体重。

（8）减少压力：长期的压力对心血管健康有不良影响。寻找有效的应对压力的方法，如放松技巧、休闲活动、社交支持等。

（9）定期体检：定期进行身体检查，包括血压、血脂、血糖等指标的检测，及早发现并控制潜在的危险因素。

中医说

中医预防冠心病的总体理念是"未病先防，已病防变。"

（1）未病先防：由于中医认为冠心病的发生多与寒邪入侵、饮食失调、情志失节、年迈体虚等因素有关，所以预防冠心病的原则是必须高度重视精神调摄，避免过于激动，或者喜怒忧思无度，保持心情平静愉快，还可以通过太极拳、五禽戏、八段锦等运动,预防冠心病。

（2）已病防变：如果已患冠心病,为预防心绞痛、心肌梗死的发生,可以口服复方丹参滴丸、麝香保心丸等活血化瘀、宽胸散结的中药治疗。发作期患者应立即卧床休息;缓解期要注意适当休息,保持充足的睡眠,坚持力所能及的运动,做到动中有静、静中有动,这样才能够做到已病防变。

第6章　心肌梗死的中西医防治

35 心肌梗死是什么?

西医说

　　心肌梗死,也被称为心肌梗塞,是指冠状动脉(供应心脏血液的血管)发生严重阻塞,导致心肌(心脏的肌肉组织)缺血、坏死的情况。通常是由于冠状动脉内的血栓或斑块破裂,导致血液流动受阻引起的。心肌梗死通常是冠心病的一种严重表现,而冠心病是由于冠状动脉的动脉粥样硬化(动脉壁上形成斑块)所引起的心血管疾病。当冠状动脉内的血栓或斑块堵塞血管时,心肌无法得到足够的氧气和营养,这会导致心肌组织损伤甚至坏死。

　　症状可包括胸痛或不适感,可能还出现呼吸困难、恶心、呕吐、出冷汗、心悸和疲劳等症状。严重的心肌梗死可导致心脏骤停,进而威胁生命。早期的诊断和治疗可以最大限度地减少心肌损伤,并提高生存率。预防心肌梗死

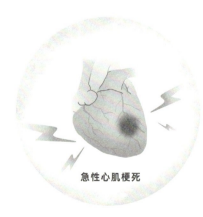

急性心肌梗死

的关键包括采取健康的生活方式,并根据医生的建议进行治疗。

中医说

中医很早就有关于急性心肌梗死的认识和治疗方法。其中医学病名多为"心病""心痹""厥心痛""胸痹心痛""胸痹""心痛"或"真心痛"等,主要以心胸部的"痹"为主要症状。该病主要是因为风、寒、湿、热等外邪侵害波及了人的身体,阻痹经气,然后又感受到了外界邪气的干扰,邪气入侵,客居于心脏,久而久之损伤心气脉络,导致心脉运行不畅。"心痹"是以心慌心悸、胸口憋闷、气息短促、心脏出现严重杂音、面部两颧呈现紫红色等为主要表现的内脏痹病类疾病。

有"真心痛",自然也有"假心痛"。"假心痛"又称为颈心综合征或颈源性心脏病。当颈神经根或颈脊髓及血管受压时,会出现心脏神经功能紊乱,或者脑部血流障碍,产生头晕、心悸心慌、胸痛等假性心绞痛的症状。但这种所谓的"心绞痛",并不会出现心电图、心肌酶谱、冠脉造影等检查结果的改变,营养心肌、抗心绞痛治疗也不能改善状况。

36 心肌梗死的临床表现是什么?

西医说

临床表现可因个体差异而有所不同,以下是常见的症状和体征。

（1）胸痛或不适感：这是最典型的症状，通常被描述为剧烈的压迫感、紧束感或烧灼感。疼痛通常位于胸骨后方或左侧，有时可放射到左臂、肩膀、颈部、下颚或背部。

（2）呼吸困难：心肌梗死可导致心脏泵血功能减弱，使得身体组织无法得到足够的氧气，从而引起呼吸困难或气促感。

（3）恶心、呕吐：心肌梗死时，心脏供血不足可能引起胃肠道反应，导致恶心和呕吐的症状。

（4）出冷汗：心肌梗死时，交感神经系统可能会被激活，导致出冷汗或皮肤湿冷。

（5）心悸：心肌梗死可引起心脏节律的改变，患者可能感到心悸或心跳加快。

（6）疲劳：心肌梗死造成心肌损伤，使心脏泵血功能下降，患者可能感到疲倦或虚弱。

严重的心肌梗死还可能导致以下症状和并发症：

（1）心脏骤停：严重的心肌梗死可能导致心脏停止跳动，即心脏骤停。

（2）心律失常：心肌梗死可引发不正常的心脏电活动，导致心律失常，如心房颤动或心室颤动。

（3）低血压：心肌梗死可能导致心脏泵血功能下降，使血压降低。

（4）充血性心力衰竭：严重心肌梗死后，心脏可能无法有效泵血，从而导致充血性心力衰竭的症状，如肺水肿等发生。

本病以胸闷、心痛、短气为主要症候特征。

《黄帝内经·素问》清楚地记载了心肌梗死（或心绞痛）的临床表现："心病者，胸中痛，胁支满，胁下痛膺背肩甲间痛，两臂内痛"，意思是心脏有病，就会出现胸中痛，胁部支撑胀满，胁下痛，胸部、背部及肩胛间疼痛，两臂内侧疼痛，这是心脏实证的症状。

《素问·痹论》讲道，"心痹者，脉不通，烦则心下鼓，暴上气而喘。嗌干善噫，厥气上则恐"，描述了其并发症心衰的临床表现即血脉不通畅，烦躁且心悸，突然气逆上塞而喘息，喉咙干，易嗳气，厥阴上逆就会引起恐惧。

《金匮要略·胸痹心痛短气病脉证治第九》首次将胸闷、心痛、短气三症同时提出，表明张仲景对本病认识的深化。

《黄帝内经·灵枢》提到："真心痛，手足青至节，心痛甚，旦发夕死，夕发旦死"。"真心痛"，指邪气伤于心脏所致的心痛证。"青"，可从两个方面理解，一指的是颜色紫绀，即颜色发青；二指的是清冷、发凉，因为"青"通"清"。临床上二者都可以看到，所以颜色发青和温度变凉是同时存在的。"节"，指肘膝关节。"手足青至节"，意思就是手足色青紫绀，四肢发冷，严重者可到肘膝关节，此皆寒凝之象。"旦发夕死、夕发旦死"，指若见心痛剧烈，手足青至肘膝等症发作，提示这个疾病非常危险，而且一旦发病，也会很快导致死亡。

37 心肌梗死的前兆有哪些?

西医说

（1）胸闷或不适感：早期症状可能包括轻度的胸闷或不适感，可能被忽略或被误认为是其他原因引起的不适。

（2）不明原因的疲劳：感到持续性的疲劳、虚弱或体力下降，即使在休息后仍无法缓解。

（3）呼吸困难：感到呼吸困难或气促，尤其是在日常活动中或轻度劳动后。

（4）压迫感或胸痛：早期可能出现轻度的压迫感或胸痛，可能与心肌梗死时的胸痛类似，但程度较轻或持续时间较短。

（5）消化不良：可能出现消化不良、胃部不适、恶心、呕吐或食欲减退等症状，这些症状可能被误认为是胃肠道问题。

（6）不寻常的上肢疼痛：可能出现不寻常的上肢（尤其是左臂）疼痛或不适感，有时放射到肩膀、颈部或下颚。

（7）出冷汗：出现无明显原因的冷汗，特别是在休息或轻度活动时。

这些前兆症状可能是心肌梗死的早期信号，但它们并不一定都会出现或都与心肌梗死相关。然而，如果出现以上症状中的任何一个或多个，尤其是胸痛或压迫感，应尽快就医，以进行进一步的评估。及早诊治可以显著改善心肌梗死的预后。

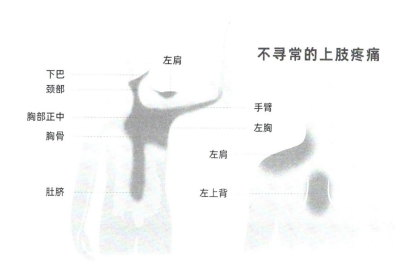

下巴
颈部

左肩

不寻常的上肢疼痛

手臂
左胸

胸部正中
胸骨

左肩

肚脐

左上背

中医说

中医对心肌梗死的前兆有着详细的论述。

首先,心肌梗死发作之前常常会有一些生活中的诱发因素:比如负重劳累、强烈精神刺激、暴饮暴食、饮酒、吸烟、寒冷刺激等。有这些情况的人应该谨慎小心。

其次,心肌梗死发作前,通常会出现明显的先兆症状:

(1)原来有过心绞痛,但心肌梗死又使原来的症状加重,发作次数增加,疼痛加重且持续时间延长。

(2)原来无心绞痛发作史,心前区突然剧痛,持续加重。

(3)少数人无心绞痛发作,只表现出胸闷不适,稍活动即心悸气短,全身乏力。

《黄帝内经》有载，"圣人不治已病治未病，不治已乱治未乱"。后来，孙思邈在此基础上提出："上工治未病之病，中工治欲病之病，下工治已病之病"，欲病指的就是身体内已蕴含病理信息或身体尚处于发病的萌芽状态，意指高明的医生往往能够在疾病未发之时及早干预，从而防止病发。在日常生活中，对自己的身体最了解、掌握最全面的，其实不是医生，而是自己。所以平时要仔细观察自身状态，从一些微小的症状发现"心"是否虚弱。在掌握一些小技巧后，就可以成为对自己最负责、最熟悉的"医生"。

在中医理论中，"心痹"多由于患者身体虚弱，又感受外邪而引起的。《黄帝内经·素问》："心痹者，脉不通，烦则心下鼓，暴上气而喘，嗌干，善噫，厥气上则恐。"心痹的症状是血脉不通畅，烦躁且心悸，胸口鼓胀，突然气逆上塞而喘息，喉咙干，容易打嗝，厥阴上逆则引起恐惧。因为心主脉，而痹的邪气居住在心，所以脉就会不通。心脉起源于心中，循行路线上的一个分支绕过咽喉，通往肺脏，所以会有"烦则心下鼓，暴上气而喘，嗌干，善噫"的症状。厥气为阴气，心火衰，阴气必然乘阳，是柔乘刚之象，好比天地颠倒，又因心主神，此时必然导致心神怯弱恐惧的症状。这里的"嗌"指食管处被堵住，"嗌干"就是感觉食管有被堵住且干燥欲呕的症状，"噫"为气反而上出之状，就是感觉胃部有气反嗝而上出，在生活中还是比较常见的。临床统计显示，有50%～80%的急性心肌梗死病人在发病前数日多有乏力、胸部不适、活动后心悸、气急、烦躁、心绞痛等前驱症状，与《黄帝内经》中的描述颇为相似。

38 心肌梗死的分类有哪些?

 西医说

（1）根据心肌梗死的时间分类

● 急性心肌梗死：心肌梗死发生在短时间内，通常指发病时间不超过数小时或几天。

● 亚急性心肌梗死：心肌梗死发生在数天到数周之间。

● 慢性心肌梗死：心肌梗死发生在数周到数月之间。

（2）根据心肌梗死的范围和程度分类

● ST段抬高型心肌梗死：这是最常见的类型，表现为心电图上ST段抬高，并伴有特征性的临床症状。

● 非ST段抬高型心肌梗死：这种类型的心肌梗死心电图上没有ST段抬高，但通常伴有其他临床症状和血液标志物的升高。

● 心肌梗死后心绞痛：指心肌梗死后出现的心绞痛症状，这可能表明存在心肌梗死后的血管供血不足或再狭窄。

（3）根据梗死部位分类

● 前壁心肌梗死：梗死发生在心脏前壁，通常涉及左前降支冠状动脉的阻塞。

● 下壁心肌梗死：梗死发生在心脏下壁，通常涉及右冠状动脉或左、右冠状动脉的阻塞。

● 侧壁心肌梗死：梗死发生在心脏侧壁，通常涉及左冠状动脉的阻塞。

● 横壁心肌梗死:梗死涉及心脏横壁,通常涉及左冠状动脉的阻塞。

中医说

本病为本虚标实之证。参考《急性心肌梗死中西医结合诊疗指南》(2023 版),总结出心肌梗死的主要临床证型为气虚血瘀证、痰瘀互结证、气滞血瘀证、寒凝心脉证、气阴两虚证及正虚阳脱证。临床需要四诊合参,可参考上述证型标准进行辨证。

(1)气虚血瘀证:症状为胸部刺痛、闷滞,活动后加重,可伴身体乏力,短气,汗出,心悸。

(2)痰瘀互结证:症状为剧烈胸痛,胸闷如窒,可伴头昏目眩,脑胀,身体坠胀感,气短,咳嗽痰多,食欲下降,恶心呕吐,腹胀。

(3)气滞血瘀证:症状为心胸满闷,刺痛阵发,痛有定处,常欲叹息,情志不遂时易诱发或加重。

(4)寒凝心脉证:症状为胸痛彻背,得温热则痛减,胸闷气短,心悸不安,气候骤冷易诱发或加重。

(5)气阴两虚证:症状为胸闷隐痛,时作时止,心烦心悸,精神疲倦,四肢乏力,盗汗,气短,头晕。

(6)正虚阳脱证:症状为心胸隐痛,胸中憋闷或有窒息感,喘促不宁,心慌,面色苍白,冷汗淋漓。

39 心肌梗死的病因有哪些?

 西医说

心肌梗死的病因是多样化的,以下是一些常见的病因:

(1)冠状动脉疾病:冠状动脉疾病是导致心肌梗死最常见的病因。它包括冠状动脉粥样硬化、冠状动脉痉挛、冠状动脉炎症等。

(2)冠状动脉粥样硬化:冠状动脉粥样硬化是冠状动脉疾病的主要形式,它是由于动脉壁内层的脂质积聚、钙化和纤维组织增生形成斑块,导致冠状动脉腔狭窄和血流受阻。

(3)血栓形成:在冠状动脉粥样硬化的基础上,斑块破裂或破裂表面形成血栓,血栓可造成冠状动脉完全或部分阻塞,导致心肌缺血和梗死。

(4)冠状动脉痉挛:冠状动脉痉挛是指冠状动脉发生突发性、暂时性痉挛,导致冠状动脉血流减少或中断,引起心肌缺血和梗死。

(5)血小板聚集和凝血异常:某些血小板聚集和凝血异常,如血液高凝状态、血小板功能异常等,可以增加血栓形成的风险,导致冠状动脉阻塞和心肌梗死。

(6)高血压:长期不受控制的高血压会引起冠状动脉硬化和狭窄,增加心肌梗死的风险。

(7)糖尿病:糖尿病患者由于血糖控制不良,易导致动脉粥样硬化和血管损伤,增加心肌梗死的风险。

（8）吸烟：吸烟会损害血管内皮功能，增加斑块形成和血栓形成的风险。

（9）高胆固醇血症：高胆固醇血症可导致动脉壁内层的胆固醇沉积，加速冠状动脉粥样硬化的形成。

（10）遗传因素：遗传因素可能对心肌梗死的发病有一定影响，某些基因突变与心血管疾病的发生风险增加有关。

中医说

中医认为心肌梗死的病因主要有以下几种：

（1）外邪内侵：六淫之邪皆可侵犯脏腑，诱发心肌梗死，但其中与本病关系较大的是寒、湿、火三气，它们都可能造成气血运行的障碍。关于寒，《黄帝内经·素问》说"寒气入经而稽迟，泣而不行，客于脉外则血少，客于脉中则气不通，故卒然而痛"，意为如果寒邪侵入了经脉，则经脉气血的循行迟滞，凝涩而不畅行，所以

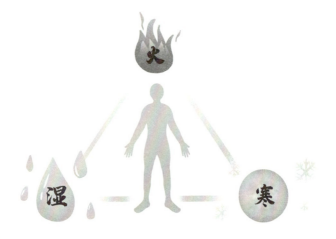

寒邪侵袭于经脉内外,则使经脉凝涩而血少,脉气留止而不通,所以突然作痛。对于湿,一般多与寒邪相结,诱发心痹。至于火,主要指"壮火食气",即热盛导致的气虚心阳衰败。

(2)情志失调:忧思恼怒,或精神紧张,致肝郁气滞,进而气滞血瘀,血瘀则脉不通而发本病。

(3)饮食不节:平时喜欢吃油腻、甘甜、重口味的食物,或热衷饮酒,致使损伤脾胃,引起脾胃功能失调,内生痰浊,阻遏胸中的阳气,让气机失畅,引发心痹。

(4)脏腑失调:在正常情况下,脏腑之间具有相互依存、相互制约的平衡协调关系,这种关系一旦遭到破坏,就会发生疾病,与本病相关性最大的是肝、脾、肾三脏的虚损。

40 心肌梗死的发病机制是什么?

西医说

主要涉及冠状动脉供血不足引起的心肌缺血和坏死。以下是心肌梗死的一般发病机制。

(1)冠状动脉狭窄或阻塞:冠状动脉粥样硬化是冠状动脉狭窄或阻塞的主要原因。在冠状动脉内壁形成斑块(主要由胆固醇、脂肪和其他物质积聚)后,斑块可能逐渐增大并破裂,血栓可在破裂处形成,进一步堵塞冠状动脉。

(2)心肌缺血:冠状动脉狭窄或阻塞导致冠状动脉供血不足,引起心肌缺血。心肌细胞需要持续的氧气和营养物质供应来维持其正常的功能。当冠状动脉供血不足时,心肌细胞无法获得足够的氧气和营养,导致心肌细胞的代谢紊乱。

(3)心肌梗死的形成:当冠状动脉阻塞引起的心肌缺血持续时间足够长时,心肌细胞开始发生坏死。坏死的心肌组织不能恢复,形成心肌梗死区域。心肌梗死区域的大小和位置取决于冠状动脉的阻塞程度和部位。

(4)血流再灌注损伤:心肌梗死的治疗目标是恢复冠状动脉血流,以限制心肌损伤的范围。然而,血流再灌注本身也可以导致损伤,被称为再灌注损伤。再灌注损伤可能是由于氧化应激、炎症反应和细胞凋亡等复杂的病理过程引起的。

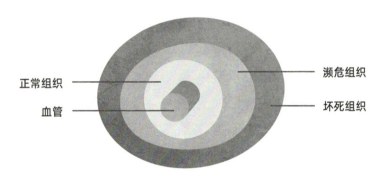

血流再灌注损伤

中医说

在中医学中,心肌梗死与心绞痛、冠心病同属胸痹心痛。为帮助读者更好地理解胸痹疾病,我们结合本书前述章节心绞痛、冠心病的病机解释,再次对胸痹心痛的病机进行中医角度的总结和阐述。

《黄帝内经》中描述"风寒湿三气杂至,合而为痹也",意为风、寒、湿三种邪气杂合伤人而形成痹病。其中，风邪偏胜的叫行痹，寒邪偏胜的叫痛痹，湿邪偏胜的叫着痹。痹病的病邪会侵入人体内部而累及五脏六腑。如果痹病的病邪侵入血脉，脉痹不愈，再感受邪气，就会内藏于心，形成"心痹"。

名医张仲景《金匮要略》中提出的"阳微阴弦"理论，是首次通过以脉论理的方式对胸痹心痛进行病因病机的分析论述，为后世医家分析、诊断、治疗胸痹心痛奠定了有力的理论基础。中医对于"阳微阴弦"内涵的认识多从脉象和病机两个维度去认识，认为阳微即寸脉微，阴弦为尺脉弦，从而提示上焦胸中阳虚，阴邪乘袭阳位、痹阻经络的核心病机，指出气虚、血瘀对胸痹心痛的形成有着重要的作用。

随着现代临床研究的进展，通过血液流变学、血液炎性因子、血管内皮功能等科学研究证实，气虚、血瘀互相作用引起胸痹心痛的中医理论在分子生物学层面具有相当明确的循证医学基础，这为基于中医理论和病机分析开展相关疾病的中西医结合治疗提供了现代科学依据，也表明了我国传统医学理论的科学性和可信性。

41 心肌梗死患者需要做哪些检查？

 西医说

以下是心肌梗死患者需要做的检查项目：

（1）心电图：最常用的检查方法之一，可以检测心脏的电活动，评估心肌梗死的程度和部位。

（2）血液检查：① 可以评估心肌损伤的程度和检测相关生化指标。常规检查包括心肌标志物，如肌钙蛋白、肌酸激酶和肌酸激酶同工酶等。② 血脂谱分析可以评估血液中的脂质水平，包括总胆固醇、低密度脂蛋白胆固醇、高密度脂蛋白胆固醇等。

（3）冠状动脉造影：一种介入性检查，通过注入造影剂来观察冠状动脉的狭窄和阻塞情况，确定是否需要进行血管成形术（血管通路）或支架植入。

（4）超声心动图：一种无创检查方法，通过超声波来评估心脏的结构和功能，包括心肌梗死区域、室壁运动异常和心脏收缩功能等。

（5）动态心电图：可以记录患者连续24小时或更长时间的心电活动，帮助检测心律失常和心肌缺血等问题。

（6）心脏核素显像：一种放射性检查方法，用于评估心肌梗死区域和心肌缺血区域，以及评估心肌功能和心脏血液动力学。

（7）心脏应力测试：可以通过运动或药物诱导心脏负荷增加，评估心脏对负荷的应答情况，检测心肌缺血问题。

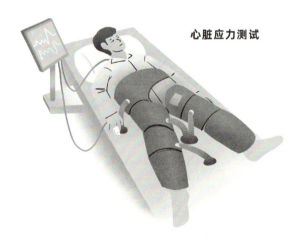

心脏应力测试

中医诊疗讲究望、闻、问、切，四诊合参。除了在听取患者对自己病情的描述外，还需要配合"望"，望整体的神色形态，望局部的舌苔肌理；"闻"，听患者呼吸和心跳声音；"切"，诊脉切脉。

（1）气虚血瘀证

● 查体：可有四肢肌肤瘀斑或皮肤粗糙、干燥、角化过度，干如鱼鳞。

● 舌脉象：舌质黯淡或有瘀点、瘀斑，舌苔薄白，脉虚无力或弦细无力。

（2）痰瘀互结证

● 查体：可见面色晦暗，唇舌发蓝，四肢浮肿。

● 舌脉象：舌质紫暗或暗红，可有瘀斑，舌下瘀筋，舌苔厚腻，脉滑或涩。

（3）气滞血瘀证

● 查体：可见脸色发黑，唇甲青紫，皮肤出现瘀斑。

● 舌脉象：舌质紫暗，可见紫点或紫斑，舌底静脉曲张，舌苔薄，脉弦涩。

（4）寒凝心脉证

● 查体：可见疼痛面容，恶寒，手足肢体冰冷。

● 舌脉象：舌质淡黯，苔白腻，脉沉无力，迟缓，或结代。

（5）气阴两虚证

● 查体：可见面色潮红，声音低微，手足心热。

- 舌脉象：舌质嫩红或有齿痕，舌苔少或薄白，脉沉细无力，结代或细数。

（6）正虚阳脱证

- 查体：可见精神烦躁或淡漠，重则昏迷，四肢逆冷，口开目闭，遗尿。

- 舌脉象：舌质淡，舌苔白，脉数无根，或脉微欲绝。

42 心肌梗死的治疗原则是什么？

西医说

（1）早期诊断和治疗：心肌梗死是一种紧急情况，早期诊断和治疗非常重要。患者应立即就医，以便进行必要的检查和评估，并尽早采取治疗措施。

（2）心肌再灌注治疗：心肌梗死的主要目标是恢复冠状动脉的血流，减少心肌梗死区域的损伤。常用的治疗方法包括药物溶栓治疗和经皮冠状动脉介入治疗。

（3）降低心肌氧耗：心肌梗死后，降低心肌的氧耗可以减少心肌负担。患者需要保持休息，避免剧烈活动，以减少心脏的负荷。

（4）控制症状和并发症：心肌梗死患者可能出现胸痛、呼吸困难、心律失常等症状和并发症。针对症状和并发症进行适当的药物治疗，如镇痛药、抗心律失常药物等。

（5）康复和预防措施：心肌梗死后的康复和预防措施非常重

要,包括药物治疗、生活方式改变和定期随访等,以减少再发心肌梗死的风险。

中医说

关于心痛的治疗,《黄帝内经》指出,首先应该审因论治,"视有余不足而调之,辨寒热痰瘀而治之",即仔细观察人体什么地方的气血不足,哪里不足就调整哪里,仔细分辨人体是寒凉还是火热,是痰饮还是血瘀,只有分辨清晰了,才可以开始治疗。正如《张氏医通》说:"知其在气则顺之;在血则行之;郁则开之;滞则通之;火多实,则或散或清之;寒多虚,则或温或补之。"如果痹病的层次在气,就用顺法;如果痹病的层次在血,就用行法;如果气机郁闭,就用开窍法;如果气机阻滞,就用通法;如果有实热,就用散法或者清法;如果是虚寒证,就用温法或者补法。

其次,《黄帝内经》提出分经论治的原则。人是一个有机的整体,五脏六腑的生理功能及其病理变化都是互相联系、相互影响的。因此,虽然心痛一证,心是本病的关键,但肝、肺、脾、肾等其他脏腑发生病变也可影响到心,引起心痛。所以治疗本病不能只着眼于心,还要分辨是哪一脏腑的病变。清代医家林佩琴认为,"他脏腑之邪,干心而致痛,须加各腑脏药治之。"即原属于其他脏腑的邪气,侵犯了心脏,从而导致心痛的时候,需要在原本治疗心痛的药物中,加入可以祛除其他脏腑邪气的药物。

43 心肌梗死的治疗方法有哪些?

 西医说

急性期治疗

（1）心肌再灌注治疗：包括药物溶栓治疗和经皮冠状动脉介入治疗。

● 药物溶栓治疗：通过静脉注射溶栓药物，溶解阻塞冠状动脉的血栓，恢复心肌血流。

● 经皮冠状动脉介入治疗：通过将导管插入冠状动脉，利用球囊扩张和支架植入等技术，恢复冠状动脉的通畅，恢复心肌血供。

（2）药物治疗：包括抗血小板药物（如阿司匹林、氯吡格雷）、抗凝药物（如肝素、低分子肝素）和抗心绞痛药物（如硝酸甘油）等。

（3）疼痛缓解：使用镇痛药物（如吗啡）缓解胸痛症状。

长期治疗

（1）药物治疗：包括抗血小板药物（如阿司匹林、氯吡格雷）、抗凝药物（如华法林）、抗心绞痛药物（如 β 受体阻滞剂、钙通道阻滞剂、硝酸类药物）和降脂药物（如他汀类药物）等，以减少血栓形成、控制心肌缺血和预防血管狭窄。

（2）心脏康复：包括定期体检、药物管理、心理支持、饮食控制、戒烟和适度的体育锻炼等，以改善心脏功能和预防心肌梗死复发。

（3）心脏电生理治疗：对于存在心律失常的患者，可能需要进行电生理治疗，如植入心脏起搏器或使用心脏除颤器等。

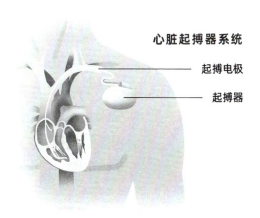

心脏起搏器系统

起搏电极

起搏器

中医说

中医在治疗心肌梗死方面有其独到的方法，分为内治法和外治法。

（1）内治法：主要是通过口服药物治疗疾病，即喝中药。汉代张仲景的《金匮要略·胸痹心痛短气病脉证治第九》对胸痹心痛进行了比较全面的论述，确立了"阳微阴弦"的基本病机，并针对不同病机创立了人参汤、乌头赤石脂丸、瓜蒌薤白白酒汤、瓜蒌薤白半夏汤等方剂。宋代伊始，活血化瘀法被应用于治疗胸痹心痛，《太平圣惠方》《圣济总录》等书中均载有不少以活血化瘀法治疗胸痹心痛的方剂。明清时期，医家开始重视行气开郁法，如明代医家王肯堂强调"凡治诸般心痛，必以开郁行气

109

为主,此其要法也"。

(2)外治法:主要有针刺、推拿、艾灸、拔罐等。《黄帝内经》提及,"帝曰:以针治之奈何? 岐伯曰:五脏有俞,六腑有合,循脉之分,各有所发,各随其过,则病瘳也。"就是说五脏各有腧穴可取,六腑各有合穴可取,循着经脉所行的部位,各有发病的征兆可察,并根据病邪所在的部位,取相应的腧穴或合穴进行针刺,病就可以痊愈了。心痛治法,针灸主穴可取郄门(心包经之郄穴,郄穴主治脏腑急痛也)、内关(心包经之络穴,通阴维脉,配公孙穴,可由下往上接应外关而通阳维脉,当顺经向心端斜刺)、通里(心经之络穴)、膻中(八会之气会也,以宽胸利气除痹,向下斜刺,使针感向四周扩散)、心俞(心之俞也,心病标本所在,尤以心俞配巨阙乃俞募配穴,合用可调心气而止痹,当向脊柱方向斜浅刺)、巨阙(心气汇募之处也,向下斜浅刺)。

44 患者在家中遇到急性心肌梗死应采取什么急救措施?

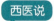

西医说

(1)呼叫急救:立即拨打急救电话(120),告知他们患者可能正在经历心肌梗死。

(2)让患者保持安静:确保患者保持安静、舒适的状态,并尽量减少活动。

(3)给患者嚼服阿司匹林:在患者没有对阿司匹林过敏的情况下,可以让患者嚼服阿司匹林,并用少量水咽下。阿司匹林可以帮助抑制血小板聚集,减少血栓形成。

(4)监测患者的症状:密切观察患者的症状,如胸痛、呼吸困难、出冷汗等。记录症状的发展和变化,以便告知急救人员。

(5)尽量不要让患者独自留在家中,应确保有人陪伴,并等待急救人员的到来。

急救人员会进行进一步的评估和处理,包括心电图监测、给氧、建立静脉通路等。

注意,心肌梗死是一种紧急情况,及时的急救和医疗干预对于患者的生存和康复至关重要。以上措施仅供参考,最好根据当地的急救指南和医生的建议行事。

中医说

对于一些常见的急性病变,除了采用西医治疗之外,还可以通过中医的方法进行急救,主要是对穴位进行按压。人体的穴位有很多,必须掌握常用的急救穴位,在发生急性病变时,合理、恰当地选择穴位能够缓解病情,起到治疗的效果。

(1)内关穴——宁心安神

如感到心悸胸闷,有濒死感、惊恐感,可以试着按压内关穴。内关穴属于手厥阴心包经的络穴,按压此穴有宁心安神、镇静定痛、理气和胃的功效。定位:在前臂前区,腕掌侧远端横纹上2寸,掌长肌腱与桡侧腕屈肌腱之间。

(2)膻中穴——宽胸理气

如出现胸闷气短、喘不上气的症状,可以试着按揉膻中穴。膻中穴为心包之募穴,按压此穴可理气散瘀、疏经通络、活血化瘀。

定位:在胸部,横平第4肋间隙,前正中线上。

(3)心俞穴——调气和血

如果感到心悸心慌,可按揉心俞穴,此穴为心之背俞穴,按揉可益心气、调心血、助心阳、散寒邪。

定位:在脊柱区,第5胸椎棘突下,后正中线旁开1.5寸。

(4)神门穴——补益心气

如果感到疲乏无力,精神不振,可按揉神门穴,神门穴为手少阴心经之原穴,按压可补益心气。

定位:在腕前区,腕掌侧远端横纹尺侧端,尺侧腕屈肌腱的桡侧端。

穴位按压的操作方法:用拇指指腹按住穴位做旋转揉动,力

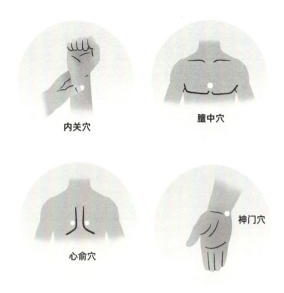

内关、膻中、心俞、神门穴定位

度以感觉酸胀为度,可以一直按压直至症状缓解或者消失。

45 心肌梗死如何进行预防?

西医说

关键在于控制和管理心血管疾病的风险因素。以下是一些常见措施:

(1)健康饮食:养成健康的饮食习惯,包括摄入丰富的水果、蔬菜、全谷物和健康脂肪,限制饱和脂肪酸和胆固醇的摄入。减少盐的摄入,避免高盐饮食。

(2)保持适当的体重:控制体重在健康范围内,避免肥胖。

(3)戒烟:吸烟是心血管疾病的重要危险因素,戒烟可以显著降低心肌梗死的风险。

(4)适度的体育锻炼:定期进行适度的有氧运动,如快步走、跑步、游泳等,有助于保持心血管健康。

(5)控制高血压:积极控制高血压,按时服用降压药物。

(6)控制血脂异常:降低血脂水平,特别是低密度脂蛋白胆固醇。通过健康饮食、适量运动和必要时服用药物(如他汀类药物)来管理血脂异常。

(7)控制糖尿病:对于被诊断为糖尿病的患者,积极控制血糖水平,按医生的建议进行药物治疗和生活方式改变。

(8)管理精神压力:学会应对和管理精神压力,采取放松技巧、休息和娱乐活动等来减轻压力对心血管系统的影响。

（9）定期体检和随访：定期进行身体检查，包括血压、血糖和血脂的检测，并按医生的建议进行心血管评估和随访。

中医说

《黄帝内经》说"真心痛"是"旦发夕死，夕发旦死"，意思就是急性心肌梗死的病情来势汹汹，从发病到辞世历时很短。唐代医家孙思邈提出："上医医未病之病，中医医欲病之病，下医医已病之病"，所以预防保健尤显重要。

调情志、慎起居、适寒温、饮食调治是预防与调摄的四大重点。情志异常可导致脏腑失调，气血紊乱，尤其与心病关系较为密切。《黄帝内经·灵枢》云："悲哀愁忧则心动"，即悲哀、忧愁、伤心等过度的情绪波动都会引发心的变化，所以防治本病必须高度重视保持精神的平和，避免过于激动或喜怒忧思无度，保持心情平静愉快。气候的冷热晴雨变化对本病的发病也有明显的影响。《诸病源候论·心痛病诸候》记载："心痛者，风凉邪气乘于心也"，说明心痛可能是由外感风寒邪气导致的，所以本病居处必须保持安静、通风。饮食调摄方面，不建议多吃油腻厚味的食物，应戒烟，少饮酒，宜低盐饮食，多吃水果及富含纤维食物，保持大便通畅，饮食宜清淡、不要过饱。发作期患者应立即卧床休息，缓解期要注意适当休息，坚持力所能及的活动，做到动中有静，保证充足的睡眠。发病时医护人员还应加强巡视，观察舌脉、体温、呼吸、血压及精神情志变化，做好各种抢救设备及药物准备，必要时给予吸氧、心电监护，保持静脉通道。

除了在日常生活中保持平和的心态、健康的饮食起居习惯，按摩相应的穴位也可以起到预防保健的作用。

对于急性心肌梗死的预防，可常灸关元、足三里等穴，有补益强壮的功效，可使机体正气充实，预防病邪入侵。

（1）关元穴

关元穴是小肠的募穴，常灸关元穴可不断地温壮元阳，维持健康。

定位：在下腹部，脐中下3寸，前正中线上。

（2）足三里穴

古语有云"常灸足三里，胜吃老母鸡"。艾灸足三里可以使气血生化有源，增强卫外功能，提高机体免疫力。

定位：在小腿外侧，犊鼻下3寸，胫骨前嵴外1横指，犊鼻与解溪连线上。

在急性心肌梗死的康复阶段，需要提前采取巩固性治疗或预防性措施，防止疾病复发。在急性心肌梗死的预后康复中，穴位敷贴可发挥重要作用。

（1）神阙穴——穴位敷贴防治便秘

便秘是急性心肌梗死的重要诱因，因此预防便秘对预防急性心肌梗死的复发非常重要。多项临床研究表明，根据患者体质予以不同的中药，研末后加蜂蜜或姜汁等调匀，贴敷于神阙穴，治疗便秘效果明显。

穴位定位：在脐区，脐中央。

（2）涌泉穴——穴位敷贴控制高血压

原发性高血压是诱发急性心肌梗死的因素之一，因此控制血压是预防急性心肌梗死复发的重要一环。研究表明,将吴茱萸研细末,用醋调至糊状,敷于双足涌泉穴,具有较好的降压效果。

　　穴位定位:在足底,屈足卷趾时足心最凹陷处,约当足底第2、3趾蹼缘与足跟连线的前1/3处。

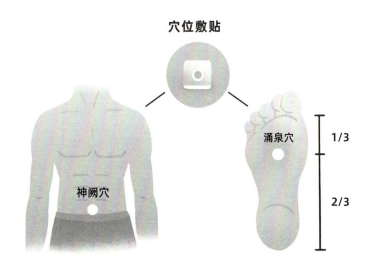

46 心力衰竭是什么?

西医说

心力衰竭是一种心脏疾病,指心脏无法有效泵血,导致身体组织和器官无法得到足够的氧气和营养物质。这是一种慢性进行性疾病,通常是由其他心脏疾病引起的,如冠心病、高血压、心肌病或心脏瓣膜病等。主要特征是心脏无法将血液泵出达到体内需要的程度,导致血液在心脏中堆积,引起体液潴留。这会导致血液回流到肺部,引发肺水肿和呼吸困难,或者血液在体循环中回流不畅,造成体循环不足和组织缺氧。

心力衰竭的常见症状包括呼吸困难(特别是在运动或平躺时)、乏力、体力活动耐力下降、水肿(尤其是脚踝和腿部水肿)、心悸、咳嗽、食欲不振和体重增加。心力衰竭需要及时的诊断和治疗,以减轻症状、改善生活质量,并降低并发症的风险。

中医说

在中医体系里,心力衰竭被称为"心衰病",也包括"心悸""胸痹""喘证""水肿"等病证。中医心衰指心体受损、脏器受伤、心脉气力衰竭所致的危重病症,相当于西医学所说的心力衰竭。心衰指因心病日久、阳气虚衰、运血无力或气滞血瘀、心脉不畅、血瘀水停等,引发以喘息心慌、甚至不能平卧、咳吐清痰、水肿、少尿为主要表现的脱病类疾病,属于中医心病里的重症。"心衰"一词最早见于西晋王叔和所著的《脉经·脾胃病》,曰:"心衰则伏,肝微则沉,故令脉伏而沉",认为阳气虚衰水停是心衰的主要病机,脉沉伏是心衰的脉象。

47 心力衰竭的临床表现是什么?

西医说

心力衰竭的临床表现可以分为左心衰竭和右心衰竭两种类型,也可以同时出现左右心衰竭的混合型表现。

(1)左心衰竭的表现

● 呼吸困难:最常见的症状,特别是在活动或平卧时出现。

● 喘息和气促:伴随呼吸困难,可能出现喘息或哮喘样的呼吸声。

● 咳嗽和咳痰:由于肺淤血引起的咳嗽,可能伴有粉红色的泡沫痰。

● 疲乏和体力活动耐力下降:常常感到疲倦无力,难以进行日常活动。

● 心悸和心律不齐:心脏负荷增加导致出现心悸和心律不

齐的感觉。

●夜间尿频：由于体位引起的肺循环回流，导致夜间频繁起夜排尿。

（2）右心衰竭的表现

●肿胀和水肿：特别是在腿部、脚踝和腹部出现水肿。

●腹胀和腹水：由于肝脏淤血引起的腹水积聚。

●乏力和虚弱：由于心脏泵血能力减弱，全身组织供氧不足引起的症状。

●食欲不振和消化不良：由于肝脏和肠道血流减少引起的消化系统问题。

●心悸和心律不齐：右心衰竭可能导致心脏负荷增加，出现心悸和心律不齐。

中医说

心衰病最典型的表现是胸闷气喘、心慌、水肿。

早期表现为活动后心慌、气短。正常人走3～5层楼梯，会感到心跳加快，有些气喘，休息一会儿就没事了。但是心衰病的病人就不是这样。走几层楼梯后就感到严重气急，心脏像要从嗓子眼儿跳出来，而且即使休息20～30分钟，仍感到气急、呼吸困难，甚至心跳越来越快。病情加重者走平路都气急。

有的心衰病病人晚上睡觉时会突然憋醒，觉得气不够用，呼吸困难，需要马上坐起来，大口喘气，才会逐渐地好转。严重的病人需要整夜坐在床上，被称作"喘坐呼吸"，不能平卧。

心衰病病人常见胁下胀满有肿块,下肢水肿,甚至全身水肿。病人口唇常常紫绀,舌下静脉瘀阻。

48 心力衰竭的诊断标准是什么?

西医说

心力衰竭的诊断通常基于患者的症状、体征和相关的检查结果。以下是常用的心力衰竭诊断标准:

(1)症状标准

● 左心衰竭:呼吸困难、喘息、咳嗽、体力活动耐力下降等。

● 右心衰竭:水肿、乏力、腹胀、食欲不振等。

(2)体征标准

● 心脏听诊:可能出现心脏杂音、心律不齐等。

● 肺部听诊:可能出现湿啰音或哮鸣音。

● 水肿:特别是脚踝、腿部和腹部水肿。

(3)实验室检查

● 血液检查:可能显示贫血、电解质失衡等异常。

● 尿液检查:可能显示肾功能异常、蛋白尿等。

(4)影像学检查

● 心脏超声检查:可能显示心脏收缩和舒张功能异常、心室扩张等。

● 胸部X线:可观察到肺充血和肺水肿的征象。

(5)心电图检查:可能显示心律失常、心肌缺血、心室肥厚等。

（6）进一步检查

- 心血管磁共振成像：提供更详细的心脏结构和功能信息。

- 心导管检查：可测量心脏内部压力、心输出量等参数。

心力衰竭的确诊需要满足上述多个方面的标准，并排除其他疾病导致的类似症状。最终的诊断应由医生根据完整的临床评估和相关检查结果进行确认。

中医说

心衰病的诊断标准如下：

（1）以胸闷气喘、心悸、水肿为主症，常因外感、劳累、情志等刺激诱发。

（2）早期表现为劳累后气短心慌，或夜间突发喘咳心慌惊恐、端坐后缓解。随着病情发展，心慌频发，一活动就喘促加重，或端坐呼吸，不能平卧，口唇紫绀，胁下胀满有肿块，颈静脉显露，水肿以下肢为明显，甚至全身水肿。常伴乏力、腹胀等。

（3）多有心悸、胸痹、真心痛、心痹、心瘅等病史多年，反复发作，时轻时重，经久难愈。多见于中老年人。

49 心力衰竭的分类有哪些？

西医说

（1）根据心功能状态分类：NYHA分级，根据患者的症状和日常活动能力将心力衰竭分为四个级别：

- NYHA Ⅰ级（轻度活动受限）；
- NYHA Ⅱ级（中度活动受限）；
- NYHA Ⅲ级（明显活动受限）；
- NYHA Ⅳ级（休息状态下也有症状）。

（2）根据心室收缩功能分类：以左心室收缩功能为基础分为以下类型。

- HFrEF（射血分数降低性心衰）：左心室射血分数（LVEF）小于40%。
- HFpEF（射血分数保留性心衰）：左心室射血分数在保留范围（通常大于50%）。

（3）根据发病原因分类

- 缺血性心力衰竭：由冠心病引起的心力衰竭。
- 非缺血性心力衰竭：由其他原因引起的心力衰竭，如高血压、心肌病、心脏瓣膜病等。

（4）根据发病时间分类

- 急性心力衰竭：发病迅速、病情严重，通常需要紧急治疗。
- 慢性心力衰竭：病程较长，病情逐渐进展。

（5）根据左右心衰竭表现分类

- 左心衰竭：主要涉及左心室功能受损，导致肺淤血和呼吸困难等症状。
- 右心衰竭：主要涉及右心室功能受损，导致水肿和体力耐力下降等症状。

注意,心力衰竭的分类方式可能存在一定的重叠和交叉,临床上通常会综合考虑多个分类因素进行评估和管理。

中医说

参照《慢性心力衰竭中医诊疗专家共识》和《慢性心力衰竭中西医结合诊疗专家共识》,心衰病的分类如下。

慢性稳定期

(1)气虚血瘀证:气短/喘息、乏力、心悸。倦怠少言、活动易劳累、自汗、语声低微、面色/口唇紫暗。舌质紫暗(或有瘀斑、瘀点或舌下脉络迂曲青紫),舌体不胖不瘦,苔白,脉沉、细或虚无力。

(2)气阴两虚血瘀证:气短/喘息、乏力、心悸。口渴/咽干、自汗/盗汗、手足心热、面色/口唇紫暗。舌质暗红或紫暗(或有瘀斑、瘀点或舌下脉络迂曲青紫),舌体瘦,少苔,或无苔,或有裂纹,脉细数无力或结代。

(3)阳气亏虚血瘀证:气短/喘息、乏力、心悸。怕冷和/或喜温、胃脘/腹部/腰部/肢体冷感、出冷汗、面色/口唇紫暗。舌质紫暗(或有瘀斑、瘀点或舌下脉络迂曲青紫),舌体胖大,或有齿痕,脉细、沉、迟无力。

临床症见咳嗽/咯痰、胸满/腹胀、面浮/肢肿、小便不利,舌苔润滑或腻,或有滑脉,为兼有痰饮证。

急性加重期

急性加重期患者多在上述基本证型基础上出现阳虚水泛、

水饮凌心甚至喘脱，或痰浊壅肺。

（1）阳虚水泛证：喘促、心慌、痰涎上涌，或咳吐粉红色泡沫样痰，口唇青紫、汗出肢冷、烦躁不安、肢体水肿。舌质淡暗，苔白水滑，脉细促。

（2）阳虚喘脱证：喘息不能平、烦躁、汗出像油珠一样、四肢冰冷、尿少、肢肿。舌质淡暗，苔白，脉微细欲绝或疾数无力。

（3）痰浊壅肺证：咳喘痰多、心悸，活动后加重，或发热、怕冷，尿少、肢肿，或颈静脉怒张。舌质暗或暗红，苔白腻或黄腻，脉细数或细滑。

50 心力衰竭的病因有哪些？

西医说

常见的病因包括：

（1）冠心病：最常见的心力衰竭病因，主要由冠状动脉疾病引起。冠心病可以导致心肌缺血、心肌梗死和心肌纤维化，从而影响心脏的收缩和泵血功能。

（2）高血压：长期未控制的高血压会增加心脏负荷，导致心肌增厚和僵硬，最终导致心脏功能受损和心力衰竭。

（3）心肌病：心肌病是一组心肌结构和功能异常的疾病，包括扩张型心肌病、肥厚型心肌病和限制型心肌病。心肌病可以导致心肌功能障碍和心力衰竭。

（4）心脏瓣膜病：如二尖瓣狭窄、主动脉瓣狭窄或二尖瓣脱垂等,会增加心脏负荷并引起心室功能不全,导致心力衰竭。

(5)心律失常:特别是持续性心房颤动,会导致心脏泵血功能下降,引发心力衰竭。

(6)先天性心脏病:如室间隔缺损、动脉导管未闭等,可能导致心力衰竭。

(7)药物或毒物:某些药物、化学物质或毒素的使用或暴露,如化疗药物、酒精、可卡因等,可损害心肌并导致心力衰竭。

(8)其他因素:如甲状腺功能亢进、贫血、肺部疾病、肺血栓栓塞等,也可能引发心力衰竭。

中医说

在中医体系里,心衰病的病因主要有外邪、情志、劳累、久病消耗等。心衰病也容易由心痹、肺心病、胸痹等病证所诱发。

(1)心痹:风、寒、湿、热等病邪入体,阻滞经络气机,久而久之会损伤心气脉络,心脉运行不畅会引起心痹,患者的主要表现为心悸、胸闷、气短等,为内脏痹病类疾病。如果患者有这些症状,应引起重视,以免疾病加重进而引起心衰。

(2)肺心病:通常是由于风寒犯肺、肺气亏损、肾虚等因素导致,患者主要表现为喘息咳嗽、恶寒发热、痰多黏稠、喘促气短、动则气喘,疾病继续进展则会引起心衰。

(3)胸痹:主要是心血瘀阻、气滞心胸、痰浊闭阻等因素导致,患者主要表现为胸部刺痛、绞痛,胸闷,夜间会加重,常伴有痰多气短、肢体沉重、畏寒、自汗、面色发白等症状,也可引起心衰。

51 心力衰竭的发病机制是什么？

西医说

心力衰竭的发病机制涉及多个复杂的生理和病理过程。以下是心力衰竭发病的主要机制：

（1）心肌损伤和纤维化：心力衰竭常见的原因之一是心肌损伤和纤维化。冠心病、心肌梗死、心肌病等疾病会导致心肌细胞死亡和纤维组织增生，影响心肌收缩功能。

（2）心肌肥厚和扩张：长期高血压、瓣膜疾病等情况会引起心肌肥厚和心室扩张，导致心肌结构和功能的改变，最终导致心脏泵血能力下降。

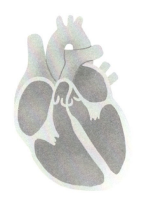

扩张性心肌病
心室扩大

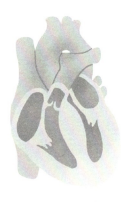

肥厚性心肌病
室壁增厚、僵硬

（3）心肌能量代谢紊乱：心力衰竭时，心肌细胞的能量代谢紊乱，导致细胞功能受损。

（4）心脏负荷过重：心力衰竭时，心脏要应对过重的负荷，如血液容量增加、血管阻力增加等。长期的负荷过重会导致心肌收缩能力下降和心室扩张。

（5）炎症和免疫反应：炎症和免疫反应在心力衰竭的发病过程中起着重要作用。炎症反应和免疫细胞的激活会导致心肌细胞受损和纤维化。

（6）神经内分泌激活：心力衰竭时，神经内分泌系统被激活，释放出一系列的激素和物质，加重心脏负荷并促进心肌重构。

（7）心脏电生理改变：心力衰竭可能导致心脏电生理的改变，如心律失常的发生和传导异常。

这些机制相互作用并逐渐进展，导致心脏的结构和功能受损，心脏无法有效地泵血以满足身体的需求，最终出现心力衰竭的症状。

中医说

在心衰病里，主要的发病机制如下。

（1）久病损耗：心衰是心系疾病日久渐积而成，疾病反复迁延不愈，损伤心的功能，以致血脉瘀阻，心体失养；外邪尚未被完全清除，中伤心体；或劳倦内伤，心气耗散，内外病因均可致心体受损，阳气亏虚，进而加重心血瘀阻，脏腑失养，水液在体内积聚。

（2）感受外邪：心气内虚，又受到外邪入侵，例如病毒、细菌等，趁体虚内犯于心。心衰病常因外感病邪诱发或加重,心气虚无力驱邪外出,时间长则心体受损,心气更加亏虚,外邪常常侵犯肺,肺受损,则进一步加重心血瘀阻,而致脏腑失养。

(3)情志失调:情志失调,脏腑气机紊乱,血液运行受到影响。怒火伤肝,损伤气机的疏泄,心血受影响而运行紊乱;思虑伤脾,血行缓慢,营养物质生化不足,则心气亏虚。情绪影响心之气血运行,致心脉痹阻、心体失养、痰饮内生。

(4)劳倦内伤:劳累过度伤脾或房劳伤肾,影响气血生化,心体失养,而致心气内虚。劳倦内伤是心衰加重的关键诱因,已虚之体,突然耗气,则虚者更虚、运血无力、血脉瘀滞。

52 心力衰竭患者需要做哪些检查?

 西医说

(1)临床评估

- 病史采集:包括症状出现的时间、病程、发作诱因等。
- 体格检查:包括心脏听诊、肺部听诊、水肿检查等。

(2)实验室检查

- 血液检查:包括全血细胞计数、电解质、肝功能、肾功能等指标。
- 尿液检查:用于评估肾功能和排除其他疾病。
- 甲状腺功能检查:排除甲状腺功能异常引起的心力衰竭。
- 心肌标志物检查:如肌钙蛋白、心肌肌钙蛋白等,用于评估心肌损伤程度。

（3）影像学检查

● 胸部X线：用于评估心脏形态和大小，检测肺水肿和肺部疾病。

● 心脏超声检查（心脏彩超）：评估心脏结构和功能及心脏瓣膜功能等。

● 心电图：评估心脏电活动和心律，检测心肌缺血和心律失常。

（4）心功能评估

● 心脏负荷试验：如负荷运动试验，用于评估患者的运动耐力和心功能。

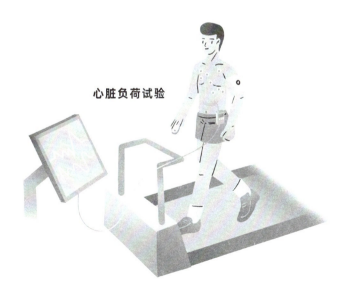

心脏负荷试验

● 心血管影像学检查：如核素心肌灌注显像、心脏磁共振成像等，评估心肌功能和血液供应情况。

（5）其他特殊检查

● 心脏导管检查：通过将导管插入心脏血管，测量血液动力学参数和冠状动脉压力。

● 心脏瓣膜检查：通过超声心动图或心导管检查，评估心脏瓣膜功能和病变程度。

中医说

中医对于心衰病的诊断常依据西医检查，也通过望、闻、问、切四诊法进行综合分析：

（1）望诊：医生通过观察患者的外貌、肤色、舌苔、舌体形状等来判断心力衰竭的表现。例如，面色苍白、唇色暗紫、肢体水肿等都可能是心力衰竭的望诊表现。

（2）闻诊：医生通过听患者的声音、闻患者的气味来确定病情。常见的心力衰竭的闻诊表现为声音喘促气急、心音减弱等。

（3）问诊：医生会询问患者病情的具体表现，包括气短、乏力、心慌、尿量、胸闷、饮食、大小便、寒热、出汗情况等，进行辨证论治。

（4）切诊：医生通过触诊患者的脉搏来判断心力衰竭的情况。常见的心力衰竭的切诊表现为脉细弱、脉细数、脉结代等。

综合以上的望、闻、问、切方法，医生可以获得更全面、准确的诊断，从而确定治疗方案。如果怀疑自己患有心力衰竭，建议及时就诊,由专业中医医师进行诊断。

53 心力衰竭的治疗原则是什么?

西医说

（1）病因治疗：例如,对冠心病引起的心力衰竭,可以进行血管扩张治疗、冠状动脉血流重建等；对高血压引起的心力衰竭,可以进行降压治疗；对心律失常引起的心力衰竭,可以进行抗心律失常药物治疗等。

（2）药物治疗：包括利尿剂、血管扩张剂、降压药物、心脏兴奋剂、醛固酮拮抗剂等。

（3）非药物治疗：包括心脏再同步治疗、手术治疗（冠状动脉血运重建术、心脏瓣膜修复或置换术等）,甚至心脏移植等。

（4）生活方式管理：限制盐摄入、控制体重、戒烟和限制饮酒、定期锻炼等。

治疗原则是根据患者的具体情况和病因确定的,需要根据医生的建议制定个体化的治疗方案。

中医说

心衰病的中医治疗原则是：权衡缓急,补虚泻实。宜先补益心气,温养心阳,养心为本,兼顾五脏。其次活血化瘀,贯穿于治疗全程,结合理气、化瘀、利水、逐饮,注意消除病因,坚持防治结合。主要包括温阳法、益气法、利水法。

(1)温阳:心衰可以采取中医温阳法改善,其治疗目的为温振元阳,并非单纯性地温肺、温脾脏。患者可选择以附子作为主药,同时辅以干姜、肉桂、桂枝等其他中药,用水煎服饮用。

(2)益气:中医益气法,主要以补充元气为主,其首选中药材为人参、黄芪。这两味中草药具有补肺气、升阳气、益正气等功效,可以改善心衰在急性发作期间心气不足、肾气不足等的症状。

(3)利水:利水法也是中医治疗心衰的常用手段,适用于出现水饮的病证。利水可分为通阳利水、温阳利水、泄水逐饮等。前两者属于温和类利水方法,后者强度较大,主要适合于局部或全身性水肿患者。中医认为合并有水肿等症状,主要是由于患者阳气虚衰不能利水所致。可服用五苓散加减,而在病情缓和后,可以选择苓桂术甘汤加减。而泻水逐饮法则适合于水肿较为严重者应用,为急性治疗方法,其主要中药药方为己椒苈黄丸。

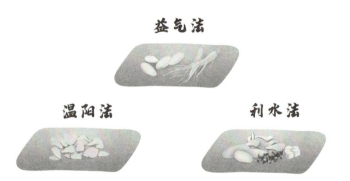

54 心力衰竭的治疗方法有哪些?

 西医说

（1）药物治疗

● 利尿剂：用于减轻体液潴留和水肿，如噻嗪类利尿剂、利尿酮等。

● 血管紧张素转换酶抑制剂（ACEI）和血管紧张素受体拮抗剂（ARB）：用于降低血管阻力，改善心脏功能，如依那普利、氯沙坦等。

● β受体阻滞剂：用于减慢心率，降低心肌耗氧量，改善心脏功能，如美托洛尔、卡维地洛等。

● 心脏兴奋剂：用于增强心脏收缩力，改善心脏泵血功能，如地高辛、多巴胺等。

● 醛固酮受体拮抗剂：用于减轻心肌纤维化，改善心脏功能，如螺内酯等。

（2）心脏再同步治疗（CRT）：对于一部分心力衰竭患者，通过植入心脏起搏器来改善心室收缩的同步性，提高心脏泵血功能。

（3）手术治疗

● 冠状动脉血运重建术：对于冠心病引起的心力衰竭患者，可以进行冠状动脉血运重建术来改善心肌供血。

● 心脏瓣膜修复或置换术：对于心脏瓣膜病引起的心力衰竭，可以进行瓣膜修复或置换术来恢复瓣膜功能。

（4）心脏移植：对于严重的心力衰竭患者，心脏移植可能是最终的治疗选择。

（5）生活方式管理

● 控制体重：通过健康饮食和适当的运动来控制体重，减轻心脏负荷。

● 限制盐摄入：限制盐的摄入有助于减轻体液潴留和水肿。

● 戒烟和限制饮酒：戒烟和限制饮酒可以改善心脏功能，减少心血管疾病的风险。

中医说

针对心衰病的不同分期和证型，有不同的治疗方法。

慢性稳定期

（1）气虚血瘀证

治法：补益心肺，活血化瘀。

① 推荐方药：保元汤合血府逐瘀汤加减。人参、黄芪、茯苓、白术、桂枝、桃仁、红花、当归、川芎、赤芍、柴胡、枳壳、牛膝、桔梗、甘草等。或具有同类功效的中成药（包括中药注射剂）。

② 中药熏洗：选用益气、活血中药随证加减。煎煮后，洗泡足部，每日 1 次，每次 15～30 分钟，水温宜在 37～40℃，浸泡几分钟后，再逐渐加水至踝关节以上。水温不宜过高，以免烫伤皮肤。

③ 饮食疗法：饮食宜甘温，忌生冷厚腻之品。宜食补益心肺、活血化瘀之品，如莲子、大枣、蜂蜜、花生等。可选食红糖银耳羹等。

（2）气阴两虚血瘀证

治法：益气养阴，活血化瘀。

① 推荐方药：生脉散合血府逐瘀汤加减。人参、麦冬、五味

子、生地黄、黄精、玉竹、桃仁、红花、当归、川芎、赤芍、柴胡、枳壳、牛膝、桔梗、甘草等。或具有同类功效的中成药(包括中药注射剂)。

②　中药熏洗：选用益气、养阴、活血中药随证加减。煎煮后，洗按足部，每日1次，每次15～30分钟，水温宜在37～40℃。

③　饮食疗法：宜食甘凉，忌食辛辣、温燥、动火之食物。宜选食益气养阴、活血化瘀之品，如山药、银耳、百合、莲子、枸杞等。

(3)阳气亏虚血瘀证

治法：温阳益气，活血化瘀。

①　推荐方药：真武汤合血府逐瘀汤加减。人参、制附子、茯苓、白术、炮姜、芍药、桂枝、桃仁、红花、当归、川芎、柴胡、枳壳、牛膝、桔梗、甘草等。或具有同类功效的中成药(包括中药注射剂)。

②　中药熏洗：选用益气温阳、活血化瘀中药随证加减。

③　饮食疗法：宜食温热，忌生冷、寒凉、粘腻食物。宜食益气温阳、化瘀利水之品，如海参、鸡肉、羊肉、桃仁、木耳、大枣、冬瓜、玉米须等。可选食莲子山药饭等。

上证如兼痰浊者，加瓜蒌、薤白、半夏、陈皮、杏仁等以化痰祛浊；兼水饮者，加葶苈子、茯苓皮、泽泻、车前子(草)、大腹皮、五加皮等以化痰利水；或使用具有同类功效的中成药(包括中药注射剂)。

急性加重期

(1)阳虚水泛证

治法：温阳利水，泻肺平喘。

推荐方药：真武汤合葶苈大枣泻肺汤加减。熟附子、白术、白芍、猪苓、茯苓、车前子、泽泻、葶苈子、炙甘草、地龙、桃仁、煅龙骨、煅牡蛎等。或具有同类功效的中成药(包括中药注射剂)。

(2)阳虚喘脱证

治法：回阳固脱。

推荐方药：参附龙牡汤加味。人参、炮附子、煅龙骨、煅牡蛎、干姜、桃仁、红花、紫石英、炙甘草等。或具有同类功效的中成药(包括中药注射剂)。

(3)痰浊壅肺证

治法：宣肺化痰，蠲饮平喘。

推荐方药：三子养亲汤合真武汤加减。炙苏子、白芥子、莱菔子、款冬花、地龙、葶苈子、车前子、桃仁、杏仁、炙枇杷叶、制附子、白术、白芍、茯苓等，或具有同类功效的中成药(包括中药注射剂)。急则治标，偏寒痰加细辛、半夏、生姜等药物，偏热痰去附子加黄芩、桑白皮、瓜蒌、贝母、鱼腥草、冬瓜仁等药物。

此外，还有一些**中医适宜技术**适用于所有证型。

(1)灸法：选取气海、关元、神阙、足三里等穴位，可使用艾灸盒，每次约20～30分钟，每日一次。

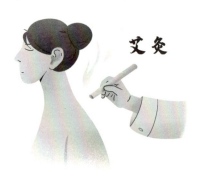

艾灸

(2)穴位贴敷：以白芥子、延胡索、甘遂、细辛等作为基本处方，粉碎研末后加姜汁调匀做在专用贴敷膜上；选取心俞、内关、神阙、膻中、肺俞、关元、足三里等穴位。患者取坐位，穴位局部常规消毒后，取药贴于相应穴位,4～12小时后取下即可。

（3）运动康复：可根据患者心脏评估结果采用散步、踏车、爬楼梯、太极拳等方法。

55 心力衰竭如何进行预防?

西医说

（1）控制潜在疾病：一些慢性疾病,如高血压、糖尿病、冠心病等,是心力衰竭的常见病因。通过积极治疗和控制这些潜在疾病,可以降低心力衰竭的发生风险。定期体检、按医生建议进行治疗和药物管理是关键。

（2）健康的生活方式

● 健康饮食：采用均衡的饮食,限制高盐、高脂和高糖食物的摄入。增加蔬菜、水果、全谷物、瘦肉和鱼类等健康食物的摄入。

● 锻炼身体：保持适度的体育锻炼,根据身体状况选择合适的运动方式,如散步、游泳、骑自行车等。每周进行至少150分钟的有氧运动。

● 控制体重：保持适当的体重,避免肥胖引起心脏负荷增加。

● 戒烟和限制饮酒：长期吸烟和过量饮酒会增加心力衰竭的风险,因此应尽量戒烟并减少酒精的摄入。

（3）注意心脏健康

● 定期体检：定期检查血压、血糖、血脂等指标,及时发现潜在的心脏疾病风险。

● 定期复查心脏功能：对于已经存在心脏疾病的患者，按医生的建议进行心脏功能的定期检查，及时发现和处理心脏功能异常。

（4）遵循医生建议：对于有心脏疾病或心力衰竭高风险的人群，要按照医生的建议进行治疗和药物管理，定期复诊，保持良好的药物依从性。

（5）减少心脏负荷：避免长时间的剧烈运动，勿过度劳累，注意控制情绪，排解压力，保持良好的心理状态。

中医说

（1）起居有常：根据四季养生法进行作息，保证充足的睡眠和休息，在夏季尤其要注意养心，可以在11～13时进行午睡，让心脏得到充分休息。在气候骤变或感冒流行的季节减少外出的机会，适当增添衣物，戴好口罩，勤洗手，减少去人群密集的地方，预防感冒。如若出现呼吸道感染的情况，则极易使病情加重。

（2）饮食调理：适宜选用低盐、低脂、清淡、易消化的食物，少食多餐，多吃蔬菜水果，减少对油腻食物的摄入。对水肿者，限制水和钠盐的摄入，避免加重体液潴留和水肿。忌食辛辣、醇酒、咖啡之品。

（3）情志调理：避免情志刺激，防止情绪波动过大而刺激心脏。多听舒缓的音乐、练习冥想等调节情志，让心情处在平和愉悦的状态。加强疾病常识宣教，正确认识疾病，学会心理的自我调节,避免焦虑、紧张、抑郁、恐惧等不良情绪,保持心情舒畅。

（4）适度运动:心衰病患者可适当做一些自己可承受范围内的体力活动,但是注意不能参加较剧烈的活动,切忌活动过多、过猛,以免心力衰竭突然加重。可以在疾病稳定期进行散步、太极拳等舒缓的有氧运动。

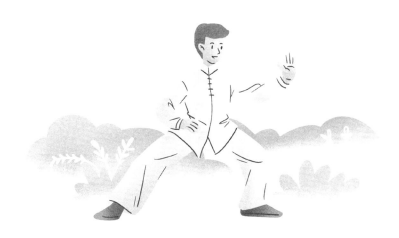

（5）中药及穴位保健按摩:对于已经有心脏疾病的患者,需要注意预防,以防病情加重出现心衰。可以进行中药调理,并按摩内关、神门、心俞等穴进行预防。

第8章　心律失常的中西医防治

56 心律失常是什么？

西医说

　　心律失常是指心脏的节律异常或不规则，即心脏搏动的频率、节律、起搏源或传导路径出现异常。正常情况下，心脏的搏动由心脏自身的起搏系统控制，通过电信号的传导使心房和心室按一定的节奏收缩，保持正常的心律。可以表现为心率过快（如心动过速）或心率过慢（如心动过缓），也可以是心脏节律的不规则（如心房颤动）。常见的心律失常包括心房颤动、心房扑动、室上性心动过速、室性心动过速、心室颤动等。可能由多种原因引起，包括心脏结构异常、心脏病变、电解质紊乱、药物不良反应、酗酒、吸烟、咖啡因过量、应激等。某些心律失常可能是暂时的或无症状的，但有些可能导致严重的心血管问题，如心脏骤停或中风。

　　对于心律失常的诊断和治疗，通常需要进行心电图检查以确定异常的心律类型和程度，有时还需要Holter监测、心超等进一步检查。治疗方法包括药物、电生理治疗、心脏起搏器植入、心脏消融术等，具体方案会根据疾病类型、严重程度和患者的整体情况而定。

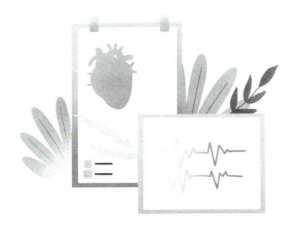

中医说

　　在中医体系里,心律失常主要为"心悸"这一病名。心悸主要是指中医临床上的一种心脏常见病证,患者一般表现为不自觉心跳或者心慌,还可能伴有气短、胸闷、眩晕、晕厥、脉象或速或迟、节律不齐等症状。该病是因外感或内伤,致气血阴阳亏虚,心失所养;或痰饮瘀血阻滞,心脉不畅,引起以心中急剧跳动、惊慌不安,甚则不能自主为主要临床表现的一种心脏常见病证。《黄帝内经》中有类似症状记载,《素问·举痛论》曰:"惊则心无所倚,神无所归,虑无所定,故气乱矣。"受惊后心神无所依靠,神没有归宿,思虑没有定向,气机紊乱。《素问·三部九候论》说:"参伍不调者病。"认为脉率不齐是疾病的表现。《素问·平人气象论》说:"脉绝不至曰死,乍疏乍数曰死。"认识到心律失常的严重性与疾病预后的关系。汉代张仲景在《伤寒论》及《金匮要略》中以惊悸、心动悸、心下悸等为病证名。清代《医林改错》论述了瘀血内阻导致心悸,记载了用血府逐瘀汤治疗心悸的功效。

57 心律失常的临床表现是什么?

西医说

(1)心动过速

● 心率加快:感觉心跳加快,心率超过正常范围(通常超过100次/分钟)。

● 心悸:感觉心脏跳动得非常强烈,甚至能感觉到心脏的跳动。

● 恶心和头晕:由于心率过快,血液供应可能不足,导致恶心、头晕或晕厥。

(2)心动过缓

● 心率减慢:感觉心跳变慢,心率低于正常范围(通常低于60次/分钟)。

● 乏力和疲劳:由于心脏搏动不足,全身的血液供应可能减少,导致乏力和疲劳感。

(3)心房颤动

● 不规则心跳:心脏搏动不规律,不具备正常的心脏节律。

● 心悸和不适:感觉心脏跳动不正常,心悸感。

● 呼吸困难:由于心房颤动导致心脏泵血不完全,可能引起气短和呼吸困难。

（4）室性心动过速

● 心悸和不适：感觉心脏跳动不正常，心悸感。

● 心动过速：心率快于正常范围，可能伴随有规律或不规律的心跳。

（5）其他心律失常

● 跳动感：感觉心脏有额外或跳跃性的搏动。

● 疼痛或不适：某些心律失常可能伴随胸痛或不适感。

● 晕厥或昏迷：某些严重的心律失常可能导致血液供应不足，引起晕厥或昏迷。

注意，有些心律失常可能是无症状的，仅在心电图或其他检查中才能发现。对于心律失常的具体症状和严重程度，应结合医生的诊断和评估进行综合判断。

中医说

心悸的基本证候特点是发作性心慌不安，心跳剧烈，不能自主，有时为突然发生，时发时止，有时持续时间较长，或一日数次发作，或数日一次发作。常伴有胸闷气短，神疲乏力，头晕喘促，甚至不能平卧，晕厥等表现。

脉象表现为脉率过快或是过慢，脉率不齐，并以结脉、代脉、促脉、涩脉为常见。心悸若是没有得到及时诊治，会出现其他表现。若心悸伴随浮肿少尿，四肢冰冷，坐卧不安，动则气喘，脉率极快，此为心悸重症心肾阳虚、水饮凌心的特点。若心悸突然发作，喘促，不能平卧，咳吐粉红色泡沫痰，或夜间阵发咳嗽，尿少，肢体水肿，脉数、细微，此为心悸危症水饮凌心射肺的特点。若心悸突见面色苍白，大汗淋漓，四肢发冷，喘促欲脱，神志淡漠，此为心阳欲脱之危症。若心悸脉象散乱，极快或极慢，面色苍白，口唇发绀，突发意识丧失，肢体抽搐，短暂即恢复正常而无后遗症，或晕厥后无法醒来，为心悸危症晕厥的特点。

58 心律失常的分类有哪些？

 西医说

（1）根据心律失常的来源

- 房性心律失常：源于心房，如心房颤动、心房扑动、心房早搏等。
- 室性心律失常：源于心室，如室性心动过速、室性早搏等。
- 房室交界性心律失常：发生在房室间的交界区域，如房室交界性心动过速、房室交界性早搏等。

（2）根据心律失常的节律性质

- 节律性心律失常：心脏搏动的规则的节律异常，如窦性心动过速、窦性心动过缓等。
- 不规律性心律失常：心脏搏动的不规则的节律异常，如心房颤动、心室颤动等。

（3）根据心律失常的速度

- 心动过速：心脏搏动速度超过正常范围，如心房扑动、室性心动过速等。

● 心动过缓：心脏搏动速度低于正常范围，如窦性心动过缓、室性心动过缓等。

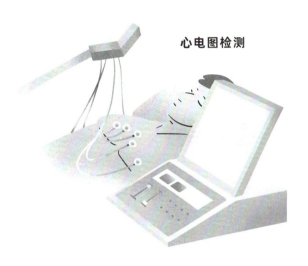

心电图检测

（4）根据心律失常的临床特征

● 顺律性心律失常：心脏搏动的传导路径与正常的传导路径一致，如窦性心动过速、窦性心动过缓等。

● 逆律性心律失常：心脏搏动的传导路径与正常的传导路径相反，如房室逆传心动过速等。

此外，还可以根据心律失常的持续时间、发作频率、严重程度等进行更详细的分类和分级。具体的分类和分级会根据不同的心律失常类型和医学指南而有所不同。

中医说

在中医，心悸主要有以下几种分型。

（1）心虚胆怯：症状为心慌不宁，容易受到惊吓，坐立不安，失眠多梦易惊醒，食欲不振，不喜听见噪声，苔薄白，脉细略数或细弦。

（2）心脾两虚：症状为心悸气短，头晕目眩，失眠多梦，健忘，面色无华，神疲乏力，食欲不振，腹胀腹泻，舌淡红，脉细弱。

（3）阴虚火旺：症状为心悸，易受惊吓，心烦失眠，口干，盗汗，思虑过度则症状加重，伴有耳鸣，腰酸，头晕目眩，舌红少津，苔薄黄或少苔，脉细数。

（4）心阳不振：症状为心悸不安，胸闷气短，活动后加重，面色苍白，四肢冰凉，舌淡苔白，脉虚弱，或沉细无力。

（5）水饮凌心：症状为心悸，胸闷胀满，口渴不欲饮水，下肢浮肿，怕冷，伴有眩晕、恶心、呕吐，小便短少，舌淡苔滑，脉沉细而滑。

（6）心血瘀阻：症状为心悸，胸闷不适，心痛阵发，痛如针刺，唇甲青紫，舌质紫暗或有瘀斑，脉涩或结或代。

（7）痰火扰心：症状为心悸时发时止，受惊吓时易发作，胸闷烦躁，失眠多梦，口干苦，大便干结，小便短、色红，舌红、苔黄腻，脉弦滑。

59 心律失常的病因有哪些？

西医说

（1）心脏结构异常

- 心脏肥大：心肌肥厚或扩张性心肌病等导致心脏肥大，可能干扰正常的心脏电信号传导。

- 心脏瓣膜病：如二尖瓣狭窄、主动脉瓣关闭不全等，可能干扰心脏搏动的正常节律。

- 先天性心脏病：如房间隔缺损、室间隔缺损等，可能影响心脏的电信号传导和节律控制。

（2）心脏疾病和心血管病

- 冠心病：冠状动脉狭窄或阻塞导致心肌缺血，可能引发心律失常，如心肌梗死后的室性心律失常。

- 心肌病：心肌病变导致心脏肌肉功能受损，可能引起心律失常。

- 高血压：长期高血压可能导致心脏结构和功能的改变，增加心律失常的风险。

（3）电解质紊乱

- 钠、钾、钙、镁等电解质的异常水平可能干扰心脏电信号传导和节律控制。

- 药物副作用：某些药物（如某些抗心律失常药物、抗精神病药物等）可能干扰心脏电信号传导和节律控制。

（4）其他因素

- 代谢紊乱：如甲状腺功能亢进或功能减退引起的代谢异常可能导致心律失常。

- 药物滥用和药物过量：某些药物（如可卡因、安非他命等）的滥用或过量使用可能导致心律失常。

- 酗酒和咖啡因过量：过度酗酒和咖啡因摄入可能引起心律失常。

注意，某些心律失常可能没有明确的病因，也可能是正常人群的生理变异。对于心律失常的具体病因，需要医生进行全面评估和诊断。

中医说

在中医，心悸的病因主要如下。

（1）体虚久病：患者体弱，先天不足，或久病失养，劳累过度，气血阴阳亏虚，以致心失所养，发为心悸。

（2）饮食不节：患者喜食肥腻煎炸食品，或是饮酒过度。煎炸食品容易化火生痰，损伤脾胃，滋生痰湿，痰火扰心而致心悸。脾胃受损则营养物质减少，而使心血虚少，心失所养，而发为心悸。

（3）七情所伤：平素胆小，容易受到惊吓，突然感受惊恐或悲观情绪，忧伤过度等七情扰动，使心神受到干扰，不能自主而心悸。

（4）感受外邪：风寒湿邪侵犯人体，合而为痹证，痹证病久，又感受外邪，痹阻心脉，心之气血运行受阻，发为心悸；或风寒湿热之邪，从血脉侵犯心，耗伤心之气血阴阳，亦可引起心悸。病毒、细菌感染可灼伤阴血，心失所养而发为心悸。邪毒内扰心神，心神不安，也可发为心悸，如春温、风温、暑温、白喉、梅毒等病，往往伴有心悸。

（5）药物中毒：药物过量或毒性较强，损害心气，引起心悸，如附子、乌头，或西药洋地黄、奎尼丁、肾上腺素、阿托品等，当用药过量或不当时，均能引发心动悸、脉结代一类证候。

60 心律失常的发病机制是什么?

西医说

心律失常的发病机制可以因不同类型的心律失常而有所不同。以下是一些常见的心律失常的发病机制:

(1)异常自律性:心脏具有自主发电和传导信号的能力。某些心律失常可能由于心脏组织自主细胞的异常放电或异常传导引起,导致心脏节律的紊乱。例如,心房颤动中的快速而不规则的心搏通常由多个心房自主细胞的不协调放电引起。

(2)再入性传导:这是一种常见的心律失常机制,其中心脏电信号在心脏组织中形成一个闭环传导回路,导致电信号在该回路中多次循环传导,引发快速和不正常的心搏。这种再入性传导可以发生在心房、心室或房室交界处。

(3)离散电位触发:某些心律失常可能由于异常的电位触发而引起。当心脏细胞的电位达到某个阈值时,可能触发额外的心搏或导致心律失常的发生。例如,早期或过早的心室收缩可能由于心室肌细胞的离散电位触发而发生。

(4)心脏结构改变:心脏结构的病理性改变,如心肌肥厚、心肌纤维化或心脏瓣膜病等,可能干扰正常的电信号传导和节律控制,导致心律失常的发生。

(5)电解质紊乱:某些心律失常可以与电解质异常相关,如低钾、低镁或高钙等。这些电解质紊乱可能干扰心脏细胞的正常电位变化和传导功能,导致心律失常的发生。

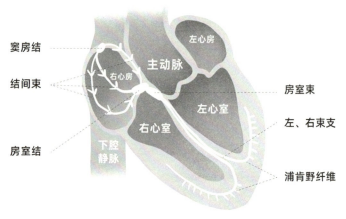

心脏传导系统

中医说

　　心悸的病位主要在心,由于心神失养而悸动不安。但其发病与脾、肾、肺、肝四脏功能失调相关。若脾虚不能生血,心血不足,心神失养则心悸。脾失健运,痰湿内生,扰动心神,心神不安则发病。肾阴不足,不能克制心火,或肾阳亏虚,心阳失于温煦,均可发为心悸。肺气亏虚,心脉运行不畅则心悸不安。肝气郁滞,气滞血瘀,或气郁化火,使心脉不畅,神心受扰,均可引发心悸。

　　心悸的病性主要有虚、实两方面。实者多由痰火扰心、水饮凌心及瘀血阻脉而引起。虚者为气血阴阳亏损,心神失养而致。虚实之间可以相互夹杂或转化。如实证久病耗伤正气,可兼见气血阴阳之亏损,而虚证也可因虚致实,而兼有实证表现,阴虚生内热者常兼火亢或夹痰热,阳虚不能蒸腾水湿而易夹水饮、痰湿，气血不足、气血运行滞涩而易出现气血瘀滞，瘀血与痰浊又常常相伴。心悸的根本是气血不足，阴阳亏损，临床表现多为虚实夹杂之证。

61 心律失常患者需要做哪些检查？

西医说

（1）临床评估：医生会详细询问患者症状、病史和家族史等，并进行体格检查，以获取相关信息。

（2）心电图：心电图是最常用的心律失常的诊断工具，可以记录心脏电信号的活动情况。医生可以通过心电图评估心律的规律性、节律性以及是否存在异常的电活动。

（3）动态心电图（Holter检测）：连续记录心电活动的检查，通常持续24小时。可帮助检测症状发作时的心律变化，以及长时间的心律失常。

（4）超声心动图：评估心脏的结构和功能，帮助发现心脏病变、心脏肥厚或心脏瓣膜异常等，这些情况可能导致心律失常的发生。

（5）体力活动测试（如运动心电图）：评估在运动时心脏的反应和心律的变化，有助于检测运动相关的心律失常。

（6）心脏监测设备（如事件记录器或植入式心律调节器）：对于较少频发的心律失常或无法被传统心电图捕捉到的心律失常，可使用心脏监测设备，如事件记录器或植入式心律调节器，以记录更长时间的心电活动。

除了以上项目,根据患者的具体情况,还可以进行血液检查、心肌标志物检测、心脏磁共振成像(MRI)等其他检查。

中医说

中医四诊检查是医生通过望、问、切、闻四种方法来全面了解患者的病情和体质,从而确定治疗方案。对于心律失常患者,中医四诊检查包括以下内容:

(1)望诊:观察患者的面色、舌苔、舌质等,通过面色的苍白或发绀、舌苔的厚薄、颜色和形态、舌质的湿燥或红润等来判断患者的病情和体质。

(2)闻诊:通过听患者的呼吸声、心音、腹部声音、闻患者的气味等来判断患者的病情和体质。对于心律失常患者,医生可能会特别关注心音的规律性和节律性,以及腹部声音的异常情况。

(3)问诊:通过询问患者的症状、疼痛程度、发作频率、伴随症状、寒热、大小便、睡眠和胃口情况等,了解患者的病史、病情变化及其他相关信息,进行辨证论治。

(4)切诊:通过按压患者的脉搏来判断患者的脉象,包括脉搏的弦、滑、涩、缓、数等特征,从而判断患者的病情和体质。

通过中医四诊检查,医生可以综合分析患者的病情和体质,制定个性化的治疗方案,包括中药调理、针灸、按摩、调整生活习惯等,以达到调节心律和促进健康的目的。

注意,中医四诊检查仅作为中医诊断的一部分,对于心律失常等严重病症,患者还需进行进一步的医学检查和治疗。

62 心律失常的治疗原则是什么?

西医说

（1）确定病因和诊断。

（2）治疗基础疾病。

（3）控制心率和恢复正常节律：针对不同类型的心律失常，治疗的目标可能是控制心率或恢复正常的心律。这可以通过药物治疗、电生理操作或其他措施实现。

（4）防止并发症：心律失常可能导致一系列并发症，如血栓形成、心力衰竭或猝死。治疗的重点之一是预防或减少这些并发症的风险。这可能包括使用抗凝血药物预防血栓、心血管支持治疗和心脏健康管理等。

（5）个体化治疗：根据患者的具体情况进行个体化处理，结合年龄、性别、心血管状况、症状的严重程度以及对治疗的反应等因素。

（6）监测和随访：治疗通常需要进行长期监测、随访，以评估疗效、调整药物剂量或进行其他治疗。

中医说

心悸虚证主要为脏腑气血阴阳亏虚、心神失养所致。治宜补益气血，调理阴阳，以求气血调畅，阴平阳秘，并配合应用养心安神之品，促进脏腑功能的恢复。心悸实证常因痰饮、瘀血、气滞、水饮等所致，治当化痰、涤饮、活血、化瘀，并配合应用重镇安神之品,以安心神。临床上心悸表现为虚实夹杂时,当根据虚实之多少,攻补兼顾,或以攻邪为主,或以扶正为主。

心虚胆怯证治法为镇惊定志,养心安神。心脾两虚证治法为补血养心,益气安神。阴虚火旺证治法为滋阴清火,养心安神。心阳不振证治法为温补心阳,安神定悸。水饮凌心证治法为振奋心阳,化气利水。心血瘀阻证治法为活血化瘀,理气通络。痰火扰心证治法为清热化痰,宁心安神。

63 心律失常的治疗方法有哪些?

西医说

(1)药物治疗:药物是最常用的心律失常治疗方法之一。不同类型的心律失常可能需要使用不同类型的药物。例如,抗心律失常药物可以用于控制心率、恢复正常的心律或预防心律失常的复发。抗凝血药物也常用于预防血栓形成。

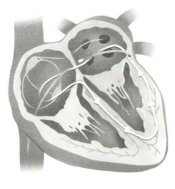
心脏射频消融术

(2)心脏节律调控治疗:对于一些特定的心律失常,例如室上性心动过速或某些心房颤动,可以尝试进行心脏节律调控治疗。这可以通过药物(例如,反向型钙通道阻滞剂)、电生理操作(例如,心脏射频消融术)或植入式装置(例如,心脏起搏器或除颤器)来实现。

（3）心脏手术治疗：对于某些严重的心律失常，如心室颤动或心房颤动的持续性、难治性心律失常，可能需要进行心脏手术治疗。手术选项包括心脏消融术、心脏瓣膜修复或置换手术等。

（4）心脏电生理研究：这是通过在心脏内部放置导管，记录和诱发心律失常，以评估和指导治疗的特殊测试。可以提供更准确的诊断和治疗选择。

（5）生活方式改变：对于一些轻度的心律失常，生活方式的改变可能有助于减轻症状和预防心律失常的发作。这包括避免刺激物（如咖啡因或酒精）、控制体重、戒烟、减少压力等。

 中医说

【心虚胆怯证】

（1）推荐方药：安神定志丸加减。人参、茯苓、远志、石菖蒲、茯神、龙齿（先煎）、天门冬、生地黄、熟地黄、五味子、肉桂等。或具有同类功效的中成药（包括中药注射剂）。

（2）针刺治疗或穴位按摩

① 体针

选穴：内关、神门、郄门、厥阴俞、膻中、心俞、胆俞等穴。

操作：毫针刺，平补平泻。一日1次，10次一疗程。

② 耳针

选穴：交感、神门、心、脾、肝、胆、肾等穴。

方法：每次选4～5穴，轻刺激。或用揿针或王不留行籽贴耳穴。

（3）中药足浴

根据患者证候特点选用镇惊定志、养心安神的中药。煎煮后洗按足部，每日1～2次，每次15～30分钟，水温宜低于42℃，浸泡几分钟后，再逐渐加水至踝关节以上。水温不宜过高，以免烫伤皮肤。

（4）饮食疗法

宜进食安神定志的食品，如：红枣、莲子、桂圆、百合、小麦、糯米等。食疗方：桂圆莲子粥。

【气阴两虚证】

（1）推荐方药：生脉散加味。人参、麦门冬、五味子、黄精、百合、天门冬、生地黄、茯神、远志、石菖蒲、龙齿（先煎）、炙甘草等。或具有同类功效的中成药（包括中药注射剂）。

（2）针刺治疗或穴位按摩

①体针

选穴：内关、神门、郄门、厥阴俞、膻中、足三里、关元、三阴交等穴。

操作：毫针刺，平补平泻。一日1次，10次一疗程。

②耳针

选穴：交感、神门、心、脾、肝、胆、肾等穴。

方法：每次选4～5穴，轻刺激。或用揿针或王不留行籽贴耳穴。

（3）中药足浴

根据患者证候特点选用益气养阴、安神定志的中药。煎煮后洗按足部,每日1～2次,每次15～30分钟。

（4）饮食疗法

宜进食益气养阴的食品,如:红枣、莲子、桂圆、山药、黑木耳、瘦肉、鱼肉等。食疗方:皮蛋瘦肉粥、桂圆山药羹。

【心脾两虚证】

（1）推荐方药:归脾汤加减。党参、黄芪、当归、龙眼肉、白术、茯神、远志、木香、炒枣仁、石菖蒲、浮小麦、炙甘草等。或具有同类功效的中成药（包括中药注射剂）。

（2）针刺治疗或穴位按摩

①体针疗法

选穴:内关、神门、郄门、厥阴俞、膻中、心俞、脾俞等穴。

操作:毫针刺,平补平泻。一日1次,10次一疗程。

②耳针疗法

选穴:交感、神门、心、脾、肝、胆、肾等穴。

方法:每次选4～5穴,轻刺激。或用揿针或王不留行籽贴耳穴。

（3）中药足浴

根据患者证候特点选用健脾养心、安神定志的中药或随证加减。

（4）饮食疗法

宜进食养心健脾的食品,如:桂圆、瘦肉、茯苓、薏米、红豆、山药、银耳、莲子、大枣等。食疗方:山药瘦肉汤、猪心大枣汤。

【心阳不振证】

（1）推荐方药：桂枝甘草龙骨牡蛎汤合参附汤加减。桂枝、附子（先煎）、龙骨、牡蛎、人参、黄芪、麦门冬、炙甘草等。或具有同类功效的中成药（包括中药注射剂）。

（2）针刺治疗或穴位按摩

① 体针疗法

选穴：内关、神门、郄门、厥阴俞、膻中、肾俞、太溪、大陵等穴。

操作：毫针刺，平补平泻。一日1次，10次一疗程。

② 耳针疗法

选穴：交感、神门、心、脾、肝、胆、肾等穴。

方法：每次选4～5穴，轻刺激。或用揿针或王不留行籽贴耳穴。

（3）中药足浴

根据患者证候特点选用温补心阳、安神定悸的中药或随证加减。

（4）饮食疗法

宜进食温补阳气的食品，如黄牛肉、羊肉、虾、韭菜等。食疗方：韭菜白米虾。

【痰火扰心证】

（1）推荐方药：黄连温胆汤加味。黄连、半夏、陈皮、茯苓、枳实、竹茹、丹皮、郁金、远志、石菖蒲、焦山楂、全瓜蒌、胆星等。或具有同类功效的中成药（包括中药注射剂）。

（2）针刺治疗或穴位按摩

① 体针疗法

选穴：内关、神门、郄门、厥阴俞、膻中等穴。

操作：毫针刺,平补平泻。一日1次,10次一疗程。

② 耳针疗法

选穴：交感、神门、心、脾、肝、胆、肾等穴。

方法：每次选4～5穴,轻刺激。或用揿针或王不留行籽贴耳穴。

（3）中药足浴

根据患者证候特点选用清热化痰、宁心安神的中药或随证加减。

（4）饮食疗法

宜进食清热化痰、宁心定悸的食品,如荸荠、马齿苋、芹菜、菊叶、莲子芯、西瓜等。忌韭菜、小茴香、桂皮等助热生痰之品。食疗方：银耳莲子汤。

【气滞血瘀证】

（1）推荐方药：血府逐瘀汤加减。柴胡、当归、生地黄、牛膝、桔梗、赤芍、桃仁、红花、川芎、枳壳、酸枣仁、鸡血藤、丹参等。方药中可酌加养心安神药物,如：柏子仁、灵芝、夜交藤、远志、合欢皮（花）、龙骨、牡蛎等。或具有同类功效的中成药（包括中药注射剂）。

（2）针刺治疗

① 体针疗法

选穴：内关、神门、郄门、厥阴俞、膻中、气海、血海、膈俞、心俞等穴。

操作：毫针刺，平补平泻。一日1次，10次一疗程。

②耳针疗法

选穴：交感、神门、心、脾、肝、胆、肾等穴。

方法：每次选4～5穴，轻刺激。或用揿针或王不留行籽贴耳穴。

（3）中药足浴

根据患者证候特点选用理气活血、解郁安神的中药或随证加减。

（4）饮食疗法

进食行气解郁、活血化瘀的食品，如：山楂、大白菜、芹菜、白萝卜、生姜、大蒜等。食疗方：白萝卜丝汤。

【其他中医适宜技术】

适用于所有证型。

（1）穴位注射疗法

取穴：内关穴（双侧）、神门穴（双侧）。

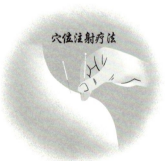

穴位注射疗法

药物：用维生素B1或维生素B12注射液，每穴注射0.5 ml。

方法：穴位常规消毒，选用5毫升或1毫升注射器。针尖垂直刺入内关穴（双侧）、神门穴（双侧），上下提插2～3次，有酸胀感后，每穴注入维生素B1或维生素B12注射液，每穴注射0.5毫升。隔日1次,3次为一个疗程。

(2)推拿疗法:取穴上脘、中脘、下脘、神厥、关元、足三里、阳陵泉等穴。每日1次,12天一个疗程。

(3)八段锦:每日1次,12天一个疗程。

64 心律失常如何进行预防?

西医说

(1)健康生活方式:保持健康的生活方式对于预防心律失常至关重要。这包括有规律的运动、健康饮食、保持适当的体重、戒烟和限制酒精摄入。避免摄入咖啡因和刺激性物质也可减少心律失常的发生。

(2)控制心血管疾病:心血管疾病如冠心病、高血压和瓣膜病变可能增加心律失常的风险。控制这些潜在疾病,例如通过规律的医学治疗和药物管理,可以降低心律失常的发生率。

(3)管理慢性疾病:一些慢性疾病,如甲状腺功能亢进、糖尿病和慢性肾脏疾病,与心律失常的发生有关。控制这些慢性疾病,包括遵循医生的建议、药物治疗和定期检查,可以帮助预防心律失常。

(4)注意药物使用:某些药物可能增加心律失常的风险。如果有患心律失常的风险或已被诊断为心律失常,务必告知医生正在服用的药物,以确保不会对心律产生不良影响。

(5)避免过度应激:情绪和精神压力可能触发或加重心律失

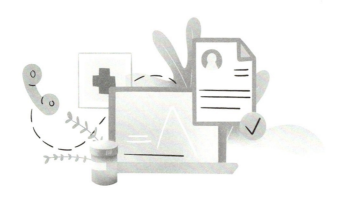

常。寻找有效的应对压力的方法,如放松技巧、冥想、运动或寻求社会支持,有助于降低心律失常的风险。

（6）定期检查和随访：如果已被诊断为心律失常,定期进行医学检查和随访是非常重要的。医生可以监测患者心脏状况、评估治疗效果,并对治疗计划进行调整,以保持心律的稳定。

中医说

在中医预防心律失常方面,主要应注意调畅情志、饮食有节、避免外感六淫邪气、增强体质等。积极治疗胸痹心痛、痰饮、肺胀、喘证及痹病等,对预防和治疗心悸发作具有重要意义。

心悸患者应保持精神乐观,情绪稳定,坚持治疗,坚定信心。应避免惊恐刺激及忧思恼怒等。生活作息要有规律。饮食有节,宜进食营养丰富且易消化吸收的食物,宜低脂、低盐饮食,忌烟酒、浓茶。轻症可从事适当体力活动,以不觉劳累、不加重症状为度，避免剧烈活动。重症心悸应卧床休息，还应及早发现变证、坏病先兆症状，做好急救准备。对于季节交替时节，要预防感冒，避免外邪入侵，以免加重病情及心脏负担，中老年人或有基础疾病者可以打流感疫苗等方式预防感冒。

第9章　动脉硬化的中西医防治

65 动脉硬化的临床表现是什么？

 西医说

动脉硬化的临床表现可以因患者的具体情况和受累的动脉部位而有所不同。以下是常见的动脉硬化的临床表现：

（1）冠状动脉疾病（冠心病）：冠状动脉供应心脏肌肉，当冠状动脉受到硬化影响时，可能出现以下症状。

● 心绞痛：剧烈胸痛或不适感，通常在体力活动或情绪激动时出现，可以休息或服用硝酸甘油缓解。

● 心肌梗死：冠状动脉完全阻塞时，心肌供血不足，可能导致心肌组织坏死，出现严重的胸痛、呼吸困难、出冷汗等症状。

（2）脑动脉疾病：脑动脉受到硬化影响时，可能导致脑卒中或短暂性脑缺血发作。

● 脑卒中：当脑动脉阻塞或破裂时，可能导致脑组织缺血或出血，引起中风，出现突然的面部、手臂或腿部无力、语言困难、感觉异常等症状。

● 短暂性脑缺血发作（TIA）：短暂性的脑部血液供应不足，症状类似于中风，但通常在几分钟内缓解，不会造成持久性脑组织损害。

（3）外周动脉疾病：影响腿部或其他身体部位的动脉可能导致以下症状：

● 间歇性跛行：腿部血液供应不足导致的疼痛、麻木或无力感，通常在行走或运动时出现，休息后缓解。

● 外周动脉栓塞：当动脉阻塞导致组织缺血时，可能引起相应部位的疼痛、冷感、肤色改变等症状。

66 动脉硬化的病因有哪些?

 西医说

动脉硬化的病因是多方面的,包括以下几个主要因素：

（1）脂质代谢异常：高胆固醇和高甘油三酯是动脉硬化的主要危险因素之一。高胆固醇和高甘油三酯水平可导致脂质在血液中沉积,并逐渐形成动脉内的斑块。

（2）高血压：长期高血压会损伤血管内膜,使动脉壁发生结构和功能上的改变,增加斑块形成的风险。

（3）糖尿病：糖尿病患者的高血糖状态会导致动脉内膜损伤,并增加斑块形成的风险。

（4）吸烟：吸烟对血管壁有直接的伤害,会损伤动脉内膜,加速斑块形成。

（5）缺乏运动和肥胖：缺乏体育锻炼和肥胖会导致高胆固醇、高血压和糖尿病等危险因素的发生和加重。

（6）高脂饮食：摄入高胆固醇、高饱和脂肪酸和高盐食物会增加动脉硬化的风险。

（7）遗传因素：家族遗传因素也可能在动脉硬化的发生中起到一定作用。

（8）炎症反应：慢性炎症状态,例如慢性肾炎、类风湿关节炎等,会促进动脉硬化的发展。

注意,这些因素通常是相互关联、相互影响而不是独立作用的。因此,在预防和管理动脉硬化时,综合考虑多个危险因素并采取综合措施是非常重要的。

67 动脉硬化患者需要做哪些检查?

西医说

对于怀疑患有动脉硬化的患者,医生可能会建议进行以下检查来评估病情和确定治疗方案:

（1）血脂检查：血脂检查可以评估血液中的胆固醇（总胆固醇、低密度脂蛋白胆固醇）和甘油三酯水平,这是评估患者动脉硬化风险的重要指标。

（2）血压测量：测量血压可以确定患者是否存在高血压,高血压是动脉硬化的常见危险因素之一。

（3）心电图：心电图可以检查心脏的电活动,评估是否存在冠心病等心脏疾病的迹象。

（4）超声检查：超声检查可以用于评估动脉内斑块是否存在及其程度。常见的超声检查包括:

- 颈动脉超声：评估颈动脉是否存在狭窄或斑块。

- 心脏超声（超声心动图）：评估冠状动脉和心脏功能，检查心肌是否有供血不足的迹象。

- 下肢动脉超声：评估下肢动脉是否存在狭窄或闭塞。

（5）CT扫描或MRI：这些成像技术可以提供更详细的图像，帮助医生评估动脉狭窄、斑块的位置和程度，以及血流情况。

（6）应力测试：这些测试可以评估心脏在负荷下的功能，例如运动负荷心电图或心脏核素显像，以检测冠状动脉供血不足的迹象。

（7）血液检查：除了血脂检查外，医生可能还会建议其他血液检查，如血糖水平、肾功能、炎症标志物等，以评估患者的全面健康状况。

68 动脉硬化的治疗方法有哪些?

 西医说

治疗动脉硬化的目标是减慢疾病的进展，改善血液循环，降低心血管事件的风险。治疗方法可以根据病情和患者的特定情况而有所不同。以下是常见的动脉硬化治疗方法：

（1）生活方式改变

- 饮食改变：养成健康的饮食习惯，包括减少饱和脂肪和胆固醇的摄入，增加蔬菜、水果、全谷物和健康脂肪（如橄榄油）的摄入。

- 增加体力活动：进行适度的有氧运动，如散步、跑步、游泳等，帮助控制体重、降低血脂和血压。

● 戒烟：戒烟可以显著降低心血管疾病的风险。

● 控制体重：减少超重和肥胖,通过合理的饮食和运动来控制体重。

（2）药物治疗

● 降脂药物：包括他汀类药物(如辛伐他汀)、贝特类药物(如依折麦布)等,用于降低胆固醇和甘油三酯水平。

● 抗血小板药物：如阿司匹林,用于预防血栓形成。

● 抗高血压药物：用于控制高血压,降低血压水平。

● 抗凝血药物：对于有血栓形成风险的患者,可能会使用抗凝血药物,如华法林。

（3）介入治疗

● 血管成形术：如经皮冠状动脉介入术(PCI)或经皮腔内血管成形术(PTA),通过导管在狭窄或阻塞的动脉处进行扩张和支架植入,恢复血液流动。

● 血管搭桥手术：对于严重的冠状动脉疾病,可能需要进行开胸搭桥术,通过移植血管,绕过狭窄或阻塞的动脉段。

（4）其他治疗方法

● 脱屑手术：对于严重的颈动脉狭窄,可能需要进行颈动脉

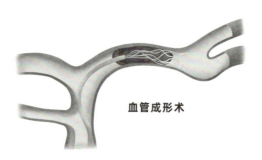

血管成形术

内膜脱屑手术,清除斑块并恢复血液流动。

- 输血治疗:在严重贫血或血液循环不良的情况下,可能需要进行输血治疗。

69 动脉硬化如何进行预防?

 西医说

预防动脉硬化的关键在于采取健康的生活方式和管理相关风险因素。以下是一些建议的预防措施。

(1)健康饮食

- 减少饱和脂肪和胆固醇的摄入:限制高脂肪食物的摄入,特别是动物性脂肪和加工食品。

- 增加蔬菜和水果的摄入:蔬菜和水果富含纤维、维生素和矿物质,有助于降低胆固醇水平。

- 增加健康脂肪的摄入:选择健康脂肪,如橄榄油、坚果和鱼类富含的Omega-3脂肪酸。

(2)适度运动:进行适度的有氧运动,如散步、跑步、骑自行车、游泳等,每周至少150分钟。

- 强度训练:加入适度的强度训练,如举重或体重训练,有助于提高心血管健康和代谢功能。

(3)戒烟和限制酒精

- 戒烟:吸烟是动脉硬化的危险因素之一,戒烟可以显著降低心血管病的风险。

● 限制酒精摄入：过量饮酒会增加心脏疾病和高血压的风险，建议限制酒精的摄入量。

（4）控制体重：保持适当的体重范围，通过合理的饮食和运动来控制体重，减少肥胖的风险。

（5）管理慢性疾病

● 控制高血压：积极治疗和管理高血压，保持血压在理想范围内。

● 管理糖尿病：如患有糖尿病，则要积极控制血糖水平，定期监测并遵循医生的建议。

● 其他慢性疾病管理：如高胆固醇、肾脏疾病等，按医生的指导进行治疗和管理。

（6）定期体检和检查：定期体检，包括血压测量、血脂检查等，并根据医生建议进行其他必要的检查。

70 血脂异常的临床表现是什么？

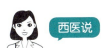

西医说

（1）高胆固醇（高总胆固醇）的临床表现：大部分高胆固醇患者没有明显症状，这使得高胆固醇成为"无症状杀手"。在严重高胆固醇的情况下，可能出现黄色瘤或黄色斑块在皮肤表面，特别是在腹部、手肘、膝盖等处。高胆固醇可能增加动脉硬化和心血管疾病（如冠心病、心肌梗死）的风险。

（2）高甘油三酯的临床表现：大部分高甘油三酯患者没有明显症状。在严重高甘油三酯的情况下，可能出现胰腺炎的症状，包括腹痛、恶心、呕吐等。

（3）低密度脂蛋白胆固醇（LDL-C）的临床表现：大部分低密度脂蛋白胆固醇异常的患者没有明显症状。高水平的LDL-C是动脉硬化的主要危险因素之一，可能导致心血管疾病的发展，如冠心病、心肌梗死、脑卒中等。

（4）高密度脂蛋白胆固醇（HDL-C）的临床表现：高水平的HDL-C通常被认为是对心血管健康有益的。低水平的HDL-C可能是动脉硬化和心血管疾病的危险因素之一。

171

注意,大部分血脂异常患者在早期并没有明显的症状。

71 血脂异常的诊断是什么?

西医说

血脂异常的诊断通常需要进行血脂检测,包括测量血液中的胆固醇和甘油三酯水平。以下是常用的血脂异常的诊断指标:

（1）总胆固醇:血液中总胆固醇的测量值,包括低密度脂蛋白胆固醇（LDL-C）和高密度脂蛋白胆固醇（HDL-C）。

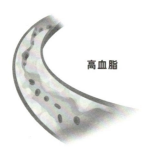

高血脂

（2）低密度脂蛋白胆固醇（LDL-C）:血液中的不良胆固醇,高水平的LDL-C被认为是动脉硬化和心血管疾病的主要危险因素之一。

（3）高密度脂蛋白胆固醇（HDL-C）:血液中的有益胆固醇,高水平的HDL-C被认为对心血管健康有益。

（4）甘油三酯（Triglycerides）:血液中甘油三酯的测量值,高水平的甘油三酯被认为是动脉硬化和心血管疾病的危险因素之一。

通常情况下,医生会建议进行空腹血液检测,以获取准确的血脂水平。血脂异常的诊断标准可能会因国家、机构和专业指南的不同而有所不同。一般来说,以下是一些常见的血脂异常的诊断标准（以mmol/L为单位）:

- 总胆固醇

理想范围：<5.2 mmol/L（200 mg/dL）

边界范围：5.2～6.2 mmol/L（200～239 mg/dL）

高风险范围：>6.2 mmol/L（240 mg/dL）以上

- LDL 胆固醇

理想范围：<3.4 mmol/L（130 mg/dL）

边界范围：3.4～4.1 mmol/L（130～159 mg/dL）

高风险范围：>4.1 mmol/L（160 mg/dL）以上

- HDL 胆固醇

低风险范围：男性>1.0 mmol/L（40 mg/dL），女性>1.3 mmol/L（50 mg/dL）

高风险范围：男性<1.0 mmol/L（40 mg/dL），女性<1.3 mmol/L（50 mg/dL）

- 甘油三酯

理想范围：<1.7 mmol/L（150 mg/dL）

边界范围：1.7～2.3 mmol/L（150～199 mg/dL）

高风险范围：>2.3 mmol/L（200 mg/dL）以上

以上标准仅供参考，具体诊断和治疗应根据个体情况和相关指南的建议进行。

72 血脂异常的病因有哪些?

 西医说

血脂异常的病因可以是多方面的，包括遗传因素、生活方式因素和环境因素等。以下是一些常见的血脂异常的病因：

（1）遗传因素：遗传因素在血脂异常中起着重要的作用。某些基因变异可以导致胆固醇和甘油三酯水平升高或降低，从而增加患血脂异常的风险。

（2）饮食习惯：饮食中高胆固醇、高饱和脂肪和高糖的摄入会导致血脂异常。高胆固醇饮食主要包括富含胆固醇的食物，如红肉、肝脏、虾等。高饱和脂肪饮食主要包括动物脂肪、奶制品、油炸食物等。

（3）缺乏运动：缺乏体力活动会导致胆固醇和甘油三酯水平升高。适度的运动有助于促进脂质代谢、增加高密度脂蛋白胆固醇（HDL-C）水平，降低低密度脂蛋白胆固醇（LDL-C）和甘油三酯水平。

（4）肥胖和超重：肥胖和超重会增加血脂异常的风险。脂肪组织增加会干扰脂质代谢，导致胆固醇和甘油三酯水平升高。

（5）吸烟：吸烟会导致胆固醇氧化和血管内膜损伤，增加血脂异常的发生风险。

（6）酗酒：过量饮酒会导致甘油三酯水平升高。

（7）慢性疾病：一些慢性疾病，如糖尿病、高血压和甲状腺功能减退等，可导致血脂异常。

（8）药物：某些药物，如一些抗精神病药物、避孕药、利他脂和肾上腺皮质激素等，可能会影响血脂代谢。

 中医说

中国古代医籍中并无"高脂血症"这一病名的记载，但早有

"肥""膏""肉"等相关论述。如《黄帝内经·素问》有云："富则膏粱,贫则藜藿。"根据高脂血症患者的临床症状及体征,本病属于中医的"痰浊""瘀血""湿浊""眩晕""湿热"等范畴。本病的病因既有过食肥甘厚味、情志所伤,亦有体质因素或年老体衰等,导致脏腑气化功能失调、气血津液代谢失常等证。

73 血脂异常的分类有哪些?

 西医说

　　血脂异常可以根据血液中的不同脂质成分进行分类。以下是常见的血脂异常的分类:

　　(1)高胆固醇血症(高总胆固醇):指血液中总胆固醇水平升高。进一步细分为高LDL胆固醇血症、高非HDL胆固醇血症和混合型血脂异常,具体分类取决于胆固醇亚组分的比例。

　　(2)高甘油三酯血症:指血液中甘油三酯(三酸甘油酯)水平升高。通常定义为血液中甘油三酯水平超过正常范围。

　　(3)高低密度脂蛋白胆固醇(LDL-C)血症:指血液中低密度脂蛋白胆固醇水平升高。LDL-C被认为是"不良"胆固醇,其水平升高会增加动脉硬化和心血管疾病的风险。

　　(4)低高密度脂蛋白胆固醇(HDL-C)血症:指血液中高密度脂蛋白胆固醇水平降低。HDL-C被认为是"有益"胆固醇,其水平降低可能增加动脉硬化和心血管疾病的风险。

　　(5)高脂蛋白血症:指血液中脂蛋白的异常增加,通常指载脂蛋白B（ApoB）的水平升高。高脂蛋白血症与动脉硬化和心血管疾病的风险增加有关。

注意，这些分类并非完全独立，血脂异常通常是多因素引起的复杂问题。准确的血脂异常分类需要进行详细的血脂检测和分析，以便制定个性化的治疗方案。如果怀疑自己有血脂异常，应咨询医生进行评估和诊断。

74 血脂异常患者需要做哪些检查？

 西医说

血脂异常患者通常需要进行以下检查以评估血脂水平，评估患者的心血管健康状况，并排除其他潜在的相关问题。

（1）脂质谱分析：可测量各种血脂成分的浓度，包括总胆固醇、低密度脂蛋白胆固醇（LDL-C）、高密度脂蛋白胆固醇（HDL-C）和甘油三酯等，是一种全面评估血脂水平的检查方法。

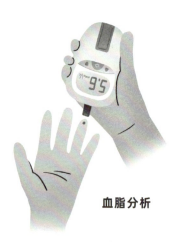

血脂分析

（2）血脂分析：通过血液样本检查血脂水平，包括总胆固醇、LDL-C、HDL-C和甘油三酯等。

（3）心电图：心电图检查可以评估心脏的电活动，检测心律失常和心肌缺血等心脏问题。

（4）应力测试：也被称为运动

心电图测试，通过在运动负荷下监测心电活动，以评估心脏在应激状态下的功能。

（5）超声心动图：通过超声波检查来评估心脏结构和功能，包括心腔尺寸、心肌收缩功能、瓣膜功能等。

（6）冠状动脉钙化扫描：这是一种非侵入性的检查，通过计算机断层扫描（CT）检测冠状动脉中的钙化程度，以评估动脉硬化程度和冠状动脉疾病的风险。

（7）血压测量：检测血压水平，评估高血压的存在和程度。

（8）糖尿病筛查：由于血脂异常和糖尿病之间存在关联，可能需要进行糖尿病筛查，如空腹血糖测定或糖耐量测试。

75 血脂异常的治疗原则是什么？

西医说

血脂异常的治疗原则主要包括以下几个方面：

（1）生活方式干预：通过改变生活方式来控制血脂异常，包括饮食改变、增加体力活动和减轻体重等。

（2）药物治疗：对于无法通过生活方式干预控制血脂异常或有高风险的患者，医生可能会考虑药物治疗，如他汀类药物、胆酸螯合剂、胆固醇吸收抑制剂等。

（3）管理相关疾病：对于患有相关疾病的患者，如糖尿病和高血压，需要积极治疗和管理这些疾病，以控制血脂异常的进展。

（4）定期监测：血脂异常患者需要进行定期的血脂检查和评估，以监测治疗效果和调整治疗方案。

治疗应根据个体情况和医生的建议进行，治疗方案会因患者的血脂水平、心血管风险以及存在的其他健康状况而有所不同。

76 血脂异常的治疗方法有哪些？

西医说

血脂异常的治疗方法主要包括以下几个方面：

（1）生活方式干预：通过改变生活方式来控制血脂异常，包括饮食改变、增加体力活动和减轻体重等。

● 饮食改变：养成健康的饮食习惯，包括减少饱和脂肪和胆固醇的摄入，增加蔬菜、水果、全谷物、健康脂肪和高纤维食物的摄入。

● 增加体力活动：进行适度的有氧运动，如散步、跑步、游泳等，每周至少150分钟，并加入适度的强度训练。

● 减轻体重：对于超重和肥胖患者，通过健康的饮食和适度的体力活动来减轻体重，有助于改善血脂水平。

（2）药物治疗：对于无法通过生活方式干预控制血脂异常或有高风险的患者，医生可能会考虑药物治疗：

● 他汀类药物：他汀类药物是常用的降低胆固醇的药物，通过抑制胆固醇合成酶来降低胆固醇水平，例如阿托伐他汀、辛伐他汀等。

- 高密度脂蛋白胆固醇升高药物：某些药物可以提高高密度脂蛋白胆固醇（HDL-C）水平,如纤维酸类药物（如烟酸）。

- 其他药物：根据具体情况,可能会考虑其他药物,如胆酸螯合剂、胆固醇吸收抑制剂等。

（3）管理相关疾病：对于患有相关疾病的患者,如糖尿病和高血压,需要积极治疗和管理这些疾病,以控制血脂异常的进展。

（4）定期监测：血脂异常患者需要进行定期的血脂检查和评估,以监测治疗效果和调整治疗方案。

重要的是,血脂异常的治疗应根据个体情况和医生的建议进行,因为治疗方案会因患者的血脂水平、心血管风险以及存在的其他健康状况而有所不同。建议咨询医生以获取个性化的治疗建议和指导。

中医说

中医认为高脂血症主要与脾虚痰湿、肝胆湿热、气滞血瘀等因素有关。以下是中医诊治高脂血症的常用方法。

（1）中药治疗："脾为生痰之源",故健脾化湿为基本方法,补虚、化痰、行瘀贯穿在高脂血症的治疗过程中。中医常用的降脂中药包括黄芪、山楂、茯苓、泽泻等。这些中药可以通过调节脾胃功能、清热解毒、利水消肿等方式来降低血脂水平。几类常见药物：① 活血化瘀类药物：如丹参、红花、桃仁等,可以改善血液循环,降低血脂；② 清热解毒类药物：如黄芩、决明子、菊花、茶树根等,可以清热解毒,降低血脂；③ 健脾养胃类药物：如党参、白术、山药等,可以改善脾胃功能,健脾运化痰湿。

（2）针灸治疗：针灸疗法可以刺激人体经络系统,促进气血流通,调节内分泌功能,从而达到降低血脂的目的。常用的穴位包括足三里、曲池、太冲等。

（3）中医食疗：根据药食同源的原理,可以采用一些药膳进行辅助治疗。①决明子菊花粥：每日食用1次,5～7次为1疗程。功效：清肝降火,降血脂、降血压,适用于高脂血症、高血压、动脉硬化患者。②枸杞槐花茶：代茶饮用,每日1剂。功效：清热泻火,益肝补肾。

77 血脂异常如何进行预防？

西医说

预防血脂异常的关键在于采取健康的生活方式和管理潜在的风险因素。以下是一些预防血脂异常的方法：

（1）健康饮食：养成健康的饮食习惯,包括摄入足够的水果、蔬菜、全谷物和高纤维食物。减少饱和脂肪和胆固醇的摄入,限制红肉、加工肉、黄油、奶油、奶酪等高胆固醇食物的消费。选择低脂肪和低盐食品,如低脂乳制品、瘦肉、鱼类和豆类。

（2）适度运动：定期参加有氧运动,如快走、慢跑、游泳等,每周至少150分钟。增加体力活动和运动强度,有助于控制体重、改善心血管健康和促进脂质代谢。

（3）维持健康体重：保持适当的体重范围,通过健康饮食和

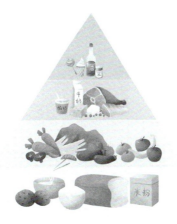

均衡饮食

适度运动来控制体重。减轻超重和肥胖有助于改善血脂水平。

（4）避免烟草和酒精：戒烟或避免吸烟，吸烟会损害血管内膜，增加动脉硬化的风险。限制酒精摄入，饮酒过量会导致甘油三酯水平升高。

（5）管理慢性疾病：如果已患有慢性疾病，如糖尿病、高血压或甲状腺问题，应积极治疗和管理这些疾病，以控制血脂异常的发展。

（6）定期检查：进行定期的身体检查和血脂检测，以及其他相关检查，及时发现和处理血脂异常。

中医说

（1）饮食调理：中医认为"五谷为养，五果为助，五畜为益，五菜为充"，高脂血症的发生与饮食习惯有很大关系。建议患者多吃富含膳食纤维的食物,如全麦面包、燕麦、蔬菜、水果等,这些食物可以帮助降低胆固醇。同时,应减少饱和脂肪和反式脂肪的摄入,如红肉、黄油、奶油和油炸食品等。多吃新鲜蔬菜和水果,保持饮食均衡,还可以适当饮用山楂、薏米、荷叶等具有降脂作用的食疗茶水。

（2）运动养生:适当的运动可以帮助身体消耗多余的脂肪,降低血脂。中医推荐的运动方式有太极拳、八段锦、五禽戏等,这些运动可以调节身体的气血运行,达到预防高脂血症的效果。

（3）中药预防:有些中药具有调节血脂的作用,如丹参、山楂、决明子、茶树根等。在医生的指导下,可以适当服用这些药物进行预防。对于高危人群,可以寻求中药治疗调理体质,平衡阴阳,预防疾病的发生。

（4）情志调养:保持良好的心态,避免过度的情绪波动造成暴饮暴食,也是预防高脂血症的重要方法。

（5）起居调摄:保证充足的睡眠、适当的休息,起居有常,避免熬夜。

第三篇

心血管疾病的预防与保健

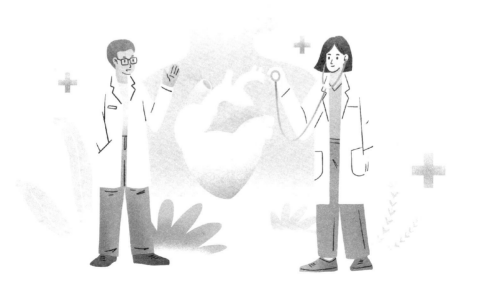

78 心血管疾病的预防方法有哪些？

 西医说

心血管疾病的预防方法包括以下关键措施：

（1）健康饮食：采用均衡的饮食，摄入多种蔬菜、水果、全谷物、低脂乳制品、健康脂肪和瘦肉。限制饱和脂肪酸、反式脂肪和胆固醇的摄入。减少高盐饮食，限制加工食品和咸味食品的摄入。

（2）适度的体力活动：定期进行有氧运动，如快走、跑步、游泳、骑自行车等，至少每周150分钟。增加肌肉力量训练，如举重、俯卧撑等。减少久坐时间，经常起身活动。

（3）维持健康体重：控制体重在正常范围内，避免肥胖。平衡能量摄入和消耗，通过合理饮食和适度运动来控制体重。

（4）不吸烟：避免吸烟，也要避免二手烟暴露。寻求支持和戒烟帮助，如药物治疗、行为咨询等。

（5）限制酒精摄入：限制酒精的摄入量，建议男性每天不超过两个标准饮品单位，女性不超过一个标准饮品单位。如果存在酒精滥用问题，应寻求戒酒支持和治疗。

185

（6）控制血压：定期测量血压，并遵循医生的建议进行高血压管理。采取健康饮食、适度运动、减少钠盐摄入、限制饮酒等措施，有助于控制血压。

（7）控制血脂水平：采用健康饮食，限制饱和脂肪酸和胆固醇的摄入。适度运动，控制体重。如有需要，采取药物治疗来控制血脂水平。

（8）管理糖尿病：如果患有糖尿病，则积极管理血糖水平，遵循医生的治疗方案。保持健康饮食、适度运动，并定期接受血糖监测。

（9）控制压力：学习应对压力的方法，如放松技术、冥想、良好的睡眠等。寻求支持和心理健康服务，以帮助管理压力和情绪问题。

（10）定期体检和医学管理：定期进行体检和医学评估，了解心血管疾病的风险因素，并接受相应的治疗和管理。

中医说

中医认为，心血管疾病的预防主要包括以下几个方面：

（1）饮食调理：饮食应清淡、均衡，避免高脂肪、高糖、高盐的食物。多食用富含膳食纤维、维生素C、维生素E、镁、钾等的食物，如蔬菜、水果、谷类、豆类等。

（2）心理调节：保持良好的心态，避免过度紧张、焦虑、抑郁等负面情绪的影响，可通过冥想、放松训练、运动等方式来缓解心理压力。

（3）适度运动：适量的有氧运动，如太极拳、八段锦、散步、慢跑、游泳等，有助于增强心肺功能、调节血压、降低血脂、减轻体重等。

（4）穴位按摩：按摩一些与心血管相关的穴位，如内关穴、太冲穴、足三里穴等，有助于促进血液循环、舒缓血管压力。

（5）草药调理：可以根据个体情况使用中草药进行调理，如黄连、丹参、三七、山楂等，可以起到抗氧化、降血脂、增强心脏功能等作用。

注意，以上方法仅供参考，具体预防方法应根据个体情况和医生的具体建议来制定。如有心血管疾病症状，应及时就医。

第12章　心血管疾病的饮食指导

79 肥胖与心血管疾病有什么关系?

 西医说

　　肥胖与心血管疾病有密切关系。肥胖是指体重超过正常范围的过度脂肪积累。以下是肥胖与心血管疾病之间的关系:

　　(1)高血压:肥胖是高血压的主要危险因素之一。过多脂肪组织会增加血管内腔的阻力,导致血液流动受阻,进而升高血压。长期高血压会增加心血管疾病(如心脏病和中风)的风险。

　　(2)冠心病:肥胖与冠心病之间存在密切关系。冠心病是冠状动脉供血不足引起的心脏血液循环障碍。肥胖可导致高血压、高胆固醇、高血糖和炎症等心血管疾病的风险因素增多,加大冠心病的发生风险。

　　(3)心脏病:肥胖与心脏病(如心肌病、心脏衰竭等)之间存在关联。过多脂肪组织会对心脏施加额外的负荷,导致心肌肥厚和功能受损。

　　(4)中风:肥胖增加了中风的风险。过多脂肪会导致血管内炎症和血栓形成,增加动脉阻塞的风险,从而导致中风的发生。

（5）高血脂症：肥胖与血脂异常之间存在紧密联系。肥胖者常常伴随高胆固醇和高甘油三酯水平升高，尤其是低密度脂蛋白胆固醇水平增加。这增加了动脉粥样硬化和心血管疾病的风险。

（6）糖尿病：肥胖是糖尿病的主要风险因素之一。肥胖会导致胰岛素抵抗，使得身体无法充分利用胰岛素，进而引发糖尿病。糖尿病与心血管疾病密切相关。

因此，肥胖与心血管疾病之间存在着相互影响和加剧的关系。控制体重、采取健康的生活方式、保持适度的体力活动和均衡的饮食，是预防肥胖和心血管疾病的重要措施。另外，定期体检和医学管理也对心血管健康至关重要。

中医说

从中医角度来看，肥胖与心血管疾病之间存在着密切的关系。

中医认为，胖人多湿。肥胖是因为脾胃功能失调导致痰湿内生，当脾肾功能虚弱时，液体就常在体内停留。若停留在胸中，阻滞了心阳气，便会出现心慌头晕、小便较少、肢体浮肿、腹胀恶心等症状。

若湿气郁久生热，或是喜欢吃辛辣食品，则湿热内蕴，而湿热内蕴会灼烧血脉，影响血脉运行，从而增加心血管疾病的发病风险。

此外，中医认为肥胖者常常缺乏运动，以致气血运行不畅，气滞血瘀,使得血液循环不畅,容易引发心脏病、心绞痛、心肌梗死等心血管疾病。

因此,中医强调通过调理脾胃功能,减少湿热内蕴,控制体重,加强运动,活血行气,改善血液循环,降低心血管疾病的发生风险。

80 心血管疾病饮食有什么注意事项?

西医说

(1)限制饱和脂肪酸和胆固醇的摄入:减少红肉、高脂肪乳制品、油炸食品等高饱和脂肪酸和胆固醇的食物摄入。选择低脂肪乳制品以及瘦肉、鱼类、豆类、坚果和植物油等富含健康脂肪的食物。

(2)增加纤维摄入:增加蔬菜、水果、全谷物、豆类、坚果和种子等富含膳食纤维的食物摄入。膳食纤维有助于控制血脂水平和血糖水平,降低心血管疾病的风险。

(3)控制盐摄入:减少食用高盐食物,如加工食品、腌制食品和咸味零食等。限制钠的摄入有助于控制血压,减少心血管疾病的风险。

(4)选择健康的蛋白质来源:选择低脂肪的蛋白质来源,如鱼类、禽肉(去皮)、豆类、蛋白质丰富的植物食品等。避免过度摄入红肉和加工肉制品,因其与心血管疾病的风险增加有关。

(5)控制碳水化合物摄入:选择复杂碳水化合物,如全谷物、蔬菜、水果等，而不是过度依赖简单碳水化合物和加工糖。控制碳水化合物摄入有助于控制血糖水平和体重。

（6）适度饮酒：如果选择饮酒，应限制饮酒量。男性每天不超过两个标准饮品单位，女性不超过一个标准饮品单位。对于某些人群，如已有肝病、特定药物治疗、怀孕等情况，应避免饮酒。

（7）均衡饮食和适量摄入：遵循均衡的饮食原则，摄入适量的能量、维生素、矿物质和其他营养素。控制摄入的总能量，避免超过身体所需。

从中医角度分析，心血管疾病的饮食注意事项如下：

（1）忌食高脂肪、高胆固醇食物：中医认为，高脂肪、高胆固醇的食物容易导致体内湿热、痰浊等病理因素增加，加重心血管疾病的病情。因此，应避免摄入过多油腻食物，如动物内脏、油炸食品、奶油、黄油等。

（2）忌食寒凉食物：中医认为，心血管疾病多属于阳虚型，因此忌食寒凉食物，以免伤及阳气。如生冷食物、冰镇饮料、生鱼片、生蔬菜等。

（3）忌食辛辣刺激食物：辛辣刺激食物容易导致火热内生，灼伤血脉，影响血脉运行。因此，应避免摄入辛辣调料如辣椒、花椒、胡椒粉等，以及刺激性食物如生姜、大蒜、洋葱等。

（4）注意合理搭配食物：中医强调饮食的平衡和调理，应注意合理搭配食物,避免单一营养过剩或不足。可选择多样化的食物,包括粮食、蔬菜、水果、畜禽鱼肉、豆类等,以确保营养均衡。

(5)食用养心食物。可多食用猪心、莲子、鸡蛋、蜂蜜、葡萄、小麦、龙眼肉、黑芝麻、黄豆、大枣等养心安神之物。

总之,心血管疾病的饮食应尽量清淡、易消化,以养心养血、调理阴阳为主,并且避免摄入过多的高脂肪、高胆固醇、寒凉、辛辣刺激的食物。最好在医生的指导下进行饮食调理。

81 心血管疾病患者适合做哪些运动?

西医说

　　心血管疾病患者可以进行适度的有氧运动和一些力量训练,但需要在医生的指导下进行。以下是适合心血管疾病患者的一些运动建议:

　　(1)有氧运动

　　● 快走:快走是一种低强度的有氧运动,适合心血管疾病患者。开始时可以慢慢增加步行速度和距离。

　　● 游泳:游泳是一项非冲击性的全身运动,对心血管健康有益。

　　● 骑自行车:适度骑自行车有助于提高心肺功能和心血管健康。

　　● 慢跑:对于病情稳定的患者,适度的慢跑可以作为有氧运动的选择。

　　(2)力量训练:轻度力量训练:适度进行轻度的力量训练,使用较轻的负重,可以帮助增强肌肉力量和骨骼健康。借助自己的身体重量或使用弹力带进行练习可以是一个好的起点。

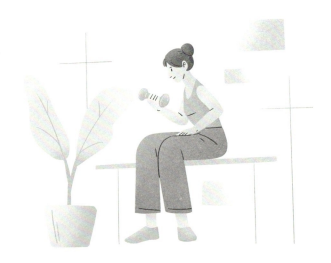

● 强度适中的体能训练：在医生或专业教练的指导下进行适度的体能训练，可以改善心血管健康和整体身体功能。

（3）灵活性训练：进行柔软性和伸展性训练，如瑜伽、普拉提、太极等，可以帮助改善关节灵活性和肌肉平衡。

总之，适度的有氧运动、轻度的力量训练和灵活性训练有助于心血管疾病患者提高心肺功能、增强肌肉力量和促进整体健康。但运动前建议咨询医生，以确保运动方案的安全性和适应性。

中医说

对于心血管疾病患者，可以根据疾病情况选择适合自己的有氧运动，这里推荐一种中医特色的运动——太极拳。

早在2017年，《美国心脏协会杂志》刊载了首项表明太极拳可以促进心脏病患者健康的研究，提出太极拳缓慢而温和的动作，有望成为拒绝接受传统心脏康复治疗患者的另一种锻炼选择。

因为这项运动可以非常缓慢、简单地开始，随着锻炼者信心的增强，节奏和动作可以调整以增加强度，最终可以达到低到中等运动强度的水平。强调呼吸和放松也有助于减轻压力和心理困扰，使太极运动更好地发挥促进健康的功效。

太极拳是运动、冥想、放松及坐禅的一种形式，有助于减轻压力和缓解焦虑，改善睡眠。另外，练太极拳也可增强肌肉的强度、耐力、柔韧性、敏捷性，增强体能与平衡感，增加姿态的稳定度，有效预防跌倒，这是提高和改善患者生活质量的重要影响因素。

研究指出，太极拳对心脏病患者康复有益，患者练习的主动参与度达到66%。较好的依从性也是太极拳对心脏康复的效果明显的原因之一。

82 心血管疾病患者运动有什么注意事项？

西医说

（1）医生咨询：在开始任何新的运动计划之前，建议咨询医生或专业医疗团队的建议。医生可以根据患者的病情和身体状况，评估其适合的运动类型、强度和持续时间。

（2）逐渐增加运动强度：对于心血管疾病患者，运动强度应逐渐增加。初始阶段可以选择低强度的运动，如快走或慢跑，并根据身体适应情况逐渐增加运动强度和持续时间。

（3）定期监测心率和血压：在运动期间定期监测心率和血压，以确保运动强度适当并避免过度劳累。根据医生的建议，了解自己的目标心率范围，并在此范围内进行运动。

（4）注意症状：注意身体的信号和症状，如胸闷、呼吸困难、胸痛、头晕或心悸等。如果出现异常，应立即停止运动，并向医生寻求建议。

（5）避免极端天气和环境：避免在极热或极寒的天气进行剧烈运动。选择适当的运动环境，避免空气污染和其他不利因素。

（6）适当的休息和恢复：给予足够的休息时间和恢复时间，避免过度疲劳。不要连续进行过长时间的高强度运动。

（7）持续监测病情：与医生保持沟通，定期进行体检和病情监测。如果病情有变化或出现新的症状，及时告知医生。

（8）配合药物治疗：如果医生开具了相关的药物治疗方案，按照医生的指示正确使用药物。

（9）紧急情况应对：了解紧急情况下的急救措施，包括中风或心脏骤停等情况。

中医说

心血管疾病患者在运动时的注意事项和西医所述大致相同，这里主要介绍心血管疾病患者打太极拳时需要注意的事项：

（1）在开始锻炼之前，最好咨询医生的建议，并确保自己的身体状况适合进行太极拳锻炼。

（2）选择适合自己的太极拳形式和强度。对于心血管疾病患者来说，可以选择较为柔和的太极拳形式，如太极气功等，避免过于剧烈的动作和高强度的锻炼。

（3）遵循医生和太极拳教练的指导，进行适当的热身和拉伸运动，以减少运动带来的不适。

（4）太极拳练习过程中要保持适度的运动强度，避免过度劳累和过度激动，防止心脏负荷过重。

（5）定期测量血压和心率，特别是在锻炼前、锻炼中和锻炼后进行监测，以确保不出现异常情况。

（6）如果出现胸闷、呼吸困难、心悸等不适症状，应立即停止锻炼并就医。

（7）避免在极端天气条件下锻炼，如高温、寒冷和潮湿环境，以免对心血管系统产生不利影响。

（8）保持适当的水分摄入，以防止脱水。

（9）避免过度用力和突然停止动作，以免引发心血管紧张和不适。

（10）定期进行身体检查，以便及时了解身体状况的变化，并根据医生的建议进行调整。

第14章　心血管疾病的心理干预

83 心血管疾病患者的心理特点是什么？

 西医说

心血管疾病患者可能表现出一些心理特点，包括：

（1）焦虑和担忧：心血管疾病的诊断和治疗可能引发患者的焦虑和担忧，特别是对于疾病的严重性、生活质量的改变以及未来的健康状况感到担心。

（2）抑郁和情绪波动：心血管疾病患者可能面临生理和心理的挑战，例如疼痛、体力活动能力下降和限制，这可能导致抑郁和情绪波动。

（3）自我价值感下降：心血管疾病的影响可能使患者感到身体上的不完整或缺陷，降低了自我价值感和自尊心。

（4）社交退缩和孤独感：某些心血管疾病可能导致患者的日常活动受限，他们可能会避免与他人互动或参与社交活动，从而产生孤独感。

（5）失去控制感：患者可能感到对疾病及其后果的控制力减弱，这可能导致焦虑和情绪上的不安。

（6）适应困难：心血管疾病可能需要患者进行生活方式上的

改变采用药物治疗和医疗程序，对于一些人来说，适应这些改变可能会带来困难。

（7）生活质量下降：心血管疾病的影响可能导致患者在日常生活中遇到困难和挑战，如体力活动受限、疼痛、疲劳等，从而降低生活质量。

中医说

中医心理学认为，心血管疾病患者的心理特点与五脏六腑的功能失调有关，尤其是心、肝、脾的关系。情绪的过度激动或长期压抑，都可能对心脏和血管系统造成负面影响，导致心血管疾病的发生和发展。因此，中医心理学在治疗心血管疾病时，注重调节患者的情绪状态，通过调整脏腑的功能平衡来提高患者的心理健康水平。

中医认为，疾病的发生、发展和情志有着密切不可分的关系。中医情志指喜、怒、忧、思、悲、恐、惊等七种不同的情感反应。它是一种内心的体验，在外界刺激因素的作用下，五脏精气发生变化，从而产生具有某种倾向性的态度体验。人的喜怒哀乐等心理变化往往就是引起疾病的根本原因，甚至诸如肿瘤这样的恶性疾病都和情志因素密切相关，并随时影响着疾病的轻重和康复情况。

喜、怒、忧、思、悲、恐、惊合称七情。人有七情之病，很多疾病就是源于七情的内伤。不良的情志活动会打破身体内在能量平衡，造成能量通道不畅，进而在身体上造成板结。

喜伤心。在正常情况下，喜能缓和紧张，使气血通利，心情舒畅，但暴喜过度，又可使心气涣散，神不守舍，出现精神不能集中，甚则失神狂乱等症。

怒伤肝。怒则气上，肝火上亢会引起头晕、耳鸣、目眩、头痛、面赤、眼花、口苦、舌红等症状。

思伤脾。过度思虑会损伤脾胃功能。许多痰湿内生、脾胃虚弱的心系病患者常有多思多虑的特点。

恐（惊）伤肾。恐惧过度，可使肾气不固，出现肾虚的症状。肾虚病有时与恐惧心理有关。

忧（悲）伤肺。过度忧伤损伤肺的功能，造成免疫力低下。一些肺心病患者有忧伤的特点。

84 心血管疾病患者如何进行心理调适？

西医说

（1）寻求心理支持：与家人、朋友或心理专业人士分享自己的感受和困扰。参加心理咨询、心理治疗或支持小组等心理支持活动，倾诉内心的焦虑和压力。

（2）接受心理教育：了解心血管疾病的病因、治疗和管理方法，以及预防心血管疾病的重要性。增加对疾病的认知和理解，有助于减轻焦虑和恐惧感。

（3）学习应对技巧：学习和掌握一些应对技巧，如深呼吸、放松训练、冥想和正念练习。这些技巧可以帮助减轻焦虑和压力，增强情绪的稳定性。

（4）积极面对情绪：允许自己感受和表达情绪，包括悲伤、愤怒或挫折感。找到合适的方式来处理这些情绪，如与亲友交流、写日记或参与喜欢的活动。

（5）保持积极心态：培养积极的心态，关注生活中的积极方面，寻找喜悦和乐趣。设立小目标，并逐步实现它们，以提升自信和满足感。

（6）管理压力：寻找适合自己的压力管理方法，如进行规律的锻炼，保证良好的睡眠，合理安排时间，进行放松活动。避免过度承载和紧张的生活方式。

（7）支持健康生活方式：遵循医生的建议，采取健康的生活方式，包括健康饮食、适度运动、戒烟、限制饮酒等。这些健康习惯可以提升心理和心血管健康。

（8）定期复诊和遵循治疗计划：遵循医生的治疗计划，并定期进行复诊。这样可以增进对自身健康状况的了解，减轻焦虑和不确定感。

（9）保持社交联系：保持社交活动和人际关系的健康，与亲友互动，分享和倾听他们的经历和支持。社交支持可以缓解焦虑和孤独感。

重要的是，每个人的心理调适需求可能有所不同。如果感到心理压力过大、情绪困扰或心理健康状况变差，建议及时咨询医生或寻求专业的心理咨询和支持。心理调适对于心血管疾病患者的康复和心理健康至关重要。

中医说

从中医心理学的角度分析，心血管疾病患者可以通过以下几个方面进行心理调适：

（1）调节情绪：心血管疾病患者常常会出现焦虑、恐惧、抑郁等情绪问题，这些负面情绪会对心血管系统造成更大的负担。患者可以通过学习放松技巧，如深呼吸、冥想、瑜伽等，来缓解情绪压力，减轻心理负担。

（2）维持良好的生活习惯：中医认为，心血管疾病与生活习惯密切相关。患者应注意保持规律的作息，避免过度劳累和熬夜，保证充足的睡眠。此外，合理饮食也是非常重要的，应避免过食油腻、刺激性食物，多食用富含纤维、维生素和矿物质的食物，如蔬菜、水果、全谷类等。

（3）运动保健：中医认为，适量的运动可以增强心肺功能，促进血液循环，有助于预防和减轻心血管疾病。患者可以选择适合自己的运动方式，如散步、慢跑、太极拳等，坚持适当的有氧运动，注意避免过度运动和剧烈运动。

（4）情志调适：中医认为，情绪的波动与心血管疾病有密切关系。患者应尽量保持积极乐观的心态，避免过度悲伤、愤怒和焦虑等情绪的困扰。可以通过与家人、朋友分享感受，参加兴趣活动等方式来调节情绪。

（5）中药辅助治疗：中药在心血管疾病的心理治疗中有一定的作用。患者可以咨询医生，根据自身情况选择适合的中药调理，如养心安神等药物，以辅助西医治疗。

总之，心血管疾病患者需要综合考虑身体和心理的因素，进行有效的心理调适。通过调节情绪、维持良好的生活习惯、适度运动、情志调适和中药辅助治疗等方法进行调理。

85 心血管疾病患者也需要做康复吗？

西医说

心血管病的康复治疗，是通过合理的药物、个体化的运动方案、营养与心理的咨询，以及干预、纠正各类危险因素、改善睡眠等综合方法，帮助心血管病患者，尤其是心脏病和血管病患者获得最佳的功能状态，回归家庭及社会的综合治疗方法。

大量的实践和研究证明：心血管病的康复治疗，尤其是心脏病康复治疗，可以有效帮助患者提高运动耐受力、改善心肺功能、降低老年患者的跌倒和骨折风险、提高生活质量和改善情绪。从目前的临床证据来看，通过心血管疾病，特别是心脏病康复的规范管理与治疗，可以有效降低急性心肌梗死的发作及猝死风险。通过改善心脏的微循环缓解心肌缺血，使心衰结构与功能得到改善，能够有效降低冠心病、心衰患者的再住院，节约了医疗费用，延长预期寿命。

此外，心脏康复具有非常复杂的有益机制，针对全身多靶点作用，可以调节身体自主神经功能，提高免疫功能，不仅对心脏有保护作用，对肾脏、脑、胃肠等全身重要脏器都有显著作用，在降低血糖、血脂、血压及改善睡眠的同时，还可以降低肿瘤的发生。对于肿瘤患者,则可以降低肿瘤的复发与转移机率。

目前,许多综合性医院、社区卫生服务中心都开设了包括心脏病等在内的心血管疾病康复门诊,推荐心血管疾病患者到规范的康复门诊进行咨询、就医。

86 心血管疾病患者可以做哪些中西医康复治疗?

西医说

心血管疾病患者的康复训练是基于个体情况而设计的,旨在改善心血管功能、增强心肺耐力和肌肉力量,以提高生活质量。以下是可供选择的常见心血管疾病康复训练方法:

(1)有氧训练:有氧运动是指通过大肌群的连续性运动,使大量氧气被输送到肌肉组织中。常见的有氧训练包括快走、慢跑、游泳、骑自行车等。有氧训练可以提高心肺功能,降低血压和心率,增加身体的耐力。

(2)力量训练:力量训练可以增强肌肉力量和耐力,改善日常生活功能。患者可以通过举重、弹力带训练、体重训练等方式进行力量训练。在康复过程中,逐渐增加训练强度和重量,但要注意避免过度劳累和损伤。

(3)平衡和柔韧性训练:心血管疾病患者也需要进行平衡和柔韧性训练。平衡训练可以提高姿势控制和减少跌倒风险,柔韧性训练可以保持关节的灵活性和运动范围。

(4)高强度间歇训练:对于一些适应能力较强的患者,高强

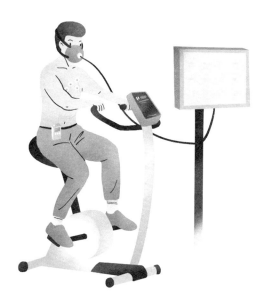

度间歇训练可以通过交替高强度运动和恢复期的训练方式,提高心肺功能和耐力。但是,这种训练需要在专业医生或康复师的指导下进行,并根据患者的具体情况进行调整。

(5)呼吸训练:心血管疾病患者常常伴有呼吸困难,呼吸训练可以提高呼吸肌肉的力量和耐力,改善呼吸效率。常见的呼吸训练包括腹式呼吸、深呼吸等。

(6)心理支持和康复小组:心血管疾病的康复训练不仅关注身体的恢复,也关注患者的心理状态。心理支持和康复小组可以帮助患者应对心理压力、焦虑情绪等,并提供支持和鼓励。

康复训练方法应根据患者的具体情况、病情严重程度以及医生或康复师的建议而定,需在专业人士的指导下进行,以确保安全和有效性,可以前往社区的康复机构进行指导训练。通过社区康复治疗,患者可以得到更全面的康复服务和支持,促进其康复效果和生活质量的提高。

中医说

心血管疾病患者的中医康复训练主要是通过调理气血运行和平衡阴阳，促进身体功能的恢复和提高免疫力。以下是一些常见的中医康复训练方法：

（1）中药调理：根据患者的具体情况和病理类型，中医师会开出适当的中药方剂，如活血化瘀、养心安神等，以改善患者体质和促进康复。

（2）食疗调理：中医注重饮食对健康的影响，心血管疾病患者可以通过中医食疗调理增强体质。如合理搭配饮食，注意饮食的清淡、均衡，避免过油、过咸、过辣等性食物，增加摄入富含纤维、低脂肪的食物，如粗粮、新鲜蔬菜和水果，多吃养心食物如大枣、莲子、猪心等。

（3）中医针灸推拿：中医针灸可以通过针刺、艾灸特定穴位，调节气血运行，改善心脏功能。心血管疾病患者常用的穴位包括合谷、太冲、内关等。另外还可通过推拿、拔罐、刮痧等手法，促进局部血液循环。

（4）中医功法：中医功法包括太极拳、八段锦、六字诀等，通过调整呼吸和运动姿势，以达到调理身体气血、舒筋活络的目的，提高心血管系统的功能。

（5）中医养生保健：心血管疾病患者在康复过程中，还需要注意中医养生保健的原则。例如，良好的作息规律，避免过度劳累和情绪紧张,保持心情舒畅等。

　　中医康复训练方法应根据患者的具体情况和病理特点而定,需在专业中医师的指导下进行,以确保安全和有效性。中医康复训练和现代医学的综合应用可以达到更好的康复效果。

第四篇

心血管疾病常用药的解读和指导

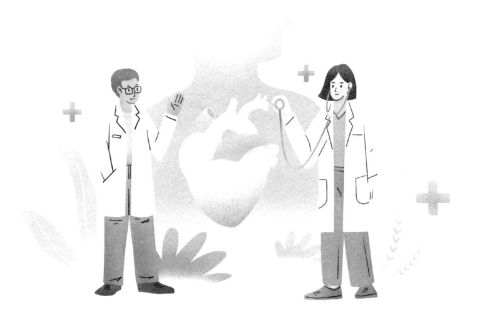

第15章　常用降压药物的解读和指导

87 常用的降压药物有哪些？

西医说

常用的降压药物包括以下几类：

（1）利尿剂：如呋塞米、托拉塞米、氢氯噻嗪、吲达帕胺等，通过增加尿液排出量，减少体内钠和水的潴留，从而降低血压。

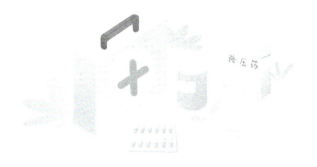

（2）血管紧张素转换酶抑制剂（ACEI）：如卡托普利、依那普利，通过抑制血管紧张素转换酶，阻断血管紧张素Ⅱ的生成，从而降低血压。

（3）血管紧张素Ⅱ受体拮抗剂（ARB）：如氯沙坦、缬沙坦，可阻断血管紧张素Ⅱ与受体的结合,降低血压。

(4)钙通道阻滞剂(CCB):如氨氯地平、非洛地平、维拉帕米、地尔硫卓等,通过阻断钙离子进入血管平滑肌细胞,从而降低血压。

(5)β受体阻滞剂

β1选择性阻滞剂:如美托洛尔、阿替洛尔,通过阻断心脏的β1受体,降低心率和心输出量,减轻心脏负荷,降低血压。

β非选择性阻滞剂:如普萘洛尔,阻断心脏和周围血管的β受体,降低心率和血压。

(6)中枢性降压药:如肼屈嗪、酒石酸可乐定,通过刺激中枢α2受体,减弱交感神经活性,降低血压。

88 怎样选择理想的降压药物?

西医说

选择理想的降压药物需要考虑多个因素,包括患者的病情、年龄、性别、合并疾病、药物耐受性、药物相互作用以及个体化的治疗目标。以下是常见的考虑因素:

(1)血压控制目标:根据患者的血压水平和心血管疾病的风险,确定适当的血压控制目标。不同的患者可能需要不同的血压控制目标,如高血压患者一般目标为收缩压低于130 mmHg和舒张压低于80 mmHg。

(2)合并疾病:考虑患者是否有合并疾病,如糖尿病、慢性肾脏病、心脏病等。某些药物在特定疾病情况下可能更具优势，如血管紧张素转换酶抑制剂在糖尿病患者中对肾脏保护作用更明显。

（3）药物副作用和禁忌证：了解不同降压药物的常见副作用和禁忌证，以避免患者对某些药物发生过敏反应或不良反应的风险。

（4）药物相互作用：考虑患者正在使用的其他药物，以避免药物之间的相互作用或副作用。某些药物可能会相互增强或减弱效果，导致血压控制受到影响。

（5）患者个体化特点：根据患者的年龄、性别、生活方式和个人偏好，选择适合的降压药物。某些药物可能在特定人群中效果更好或更受欢迎。

最重要的是，在选择和调整降压药物时一定要遵循医生的建议，并定期进行复诊和监测血压。

89 血压降下来以后可以停药吗？

 西医说

停药与否应根据个体情况和医生的指导来决定。血压降下来后是否可以停药取决于以下几个因素：

（1）病情稳定性：如果患者的血压稳定在理想范围内，并且持续稳定一段时间，医生可能会考虑适当调整药物剂量。

（2）基础疾病控制：如果血压控制是因为基础疾病（如肾脏

疾病、内分泌失调）的治疗，那么停药可能会导致血压再次升高，需要继续治疗。

（3）遵循治疗指南：根据专业治疗指南，一些高血压患者可能需要长期服用降压药物，即使血压已经降到正常范围。这是为了控制血压，降低心血管疾病的风险，并维持长期的健康状况。

（4）个体化治疗目标：根据患者的具体情况，医生可能会制定个体化的治疗目标。

重要的是，在停止或改变任何药物治疗之前，一定要与医生进行讨论和咨询。医生会根据患者的具体情况，评估是否适合停药，并在适当的时候监测血压和健康状况。自行停药可能导致血压再次升高，增加心血管事件的风险。

90 常用的降脂药物有哪些?

西医说

（1）降低胆固醇

● 他汀类药物：作为降脂治疗的首选药物,这类药物应用已久,不仅能抑制胆固醇的生成,降低血脂,还能改善血管内皮功能、抗炎、抗动脉硬化,减少冠心病和脑卒中事件的发生。如阿托伐他汀、瑞舒伐他汀、辛伐他汀、普伐他汀、氟伐他汀、洛伐他汀、匹伐他汀等。

● 胆固醇吸收抑制剂：胆固醇吸收抑制剂是通过抑制小肠对胆固醇的吸收来减少血液中的胆固醇水平,来降低总胆固醇（TC）、LDL-C 和 ApoB。常用药物如依折麦布。

● 其他：除了降低胆固醇药物和胆固醇吸收抑制剂之外,也有其他具有一定降胆固醇作用的药物,如普罗布考、胆酸螯合剂、多廿烷醇、红曲提取物及相关制剂等。

（2）降低甘油三酯

● 贝特类药物：常用的贝特类药物包括非诺贝特、吉非贝齐和苯扎贝特。贝特类药物通过激活过氧化物酶体增殖物激活

受体 α（PPARα）和激活脂蛋白脂酶（LPL），进而降低血清甘油三酯（TG）水平和升高 HDL-C 水平。

- 烟酸类药物：烟酸也称作维生素 B3，属人体必需维生素。烟酸缓释制剂具有降低 TC、LDL-C 和 TG 以及升高 HDL-C 的作用，但患者耐受性差。烟酸类药物常见不良反应包括颜面潮红、皮疹，其他有肝脏损害、高尿酸血症、高血糖、棘皮症和消化道不适等。禁用于慢性活动性肝病、活动性消化性溃疡和严重痛风患者。

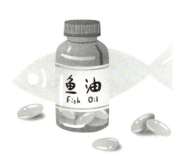

- 高纯度鱼油制剂：主要成份为 n-3 脂肪酸即 ω-3 脂肪酸，其不良反应少见，发生率约 2%～3%，包括消化道症状，少数病例出现转氨酶或肌酸激酶轻度升高，偶见出血倾向。

（3）新型调脂药物：包括前蛋白转化酶枯草溶菌素9（PCSK9）抑制剂，代表药物有依洛尤单抗和阿利西尤单抗。

91 怎样选择理想的降脂药物？

西医说

选择理想的降脂药物需要考虑多个因素，包括患者的血脂水平、合并疾病、药物耐受性和个体化的治疗目标。以下是常见的考虑因素：

（1）血脂水平：根据患者的胆固醇和甘油三酯水平确定降脂治疗的需求。高胆固醇或高甘油三酯患者可能需要较强效的降脂药物。

（2）合并疾病：考虑患者是否有合并疾病，如糖尿病、高血压、冠心病等。某些药物在特定疾病情况下可能更具优势，如他汀类药物对糖尿病患者的心血管保护作用更明显。

（3）药物耐受性和不良反应：了解不同降脂药物的常见副作用和禁忌证，以避免患者对某些药物发生过敏反应或不良反应的风险。选择药物时需要评估患者的药物耐受性。

（4）个体化治疗目标：根据患者的具体情况和治疗目标，选择合适的降脂药物。例如，对于需要进一步降低LDL胆固醇的患者，他汀类药物通常是首选。

（5）药物相互作用：考虑患者正在使用的其他药物，以避免药物副作用或药物之间的相互作用。某些药物可能会相互增强或减弱其效果，导致降脂效果不佳。

重要的是，在选择和调整降脂药物时，一定要遵循医生的建议，并定期进行复诊和监测血脂水平。这样可以确保患者得到最适合自己的降脂治疗，控制血脂水平，减少心血管疾病的风险。此外，生活方式的改变，如健康饮食、适度运动和戒烟等，也是管理血脂异常的重要措施。应与医生密切合作，制定个性化的降脂治疗方案。

92 常用的抗凝药物有哪些？

西医说

（1）抗血小板药物

● 阿司匹林：常用于心血管疾病的预防和治疗，具有抗血小板聚集和抗凝作用。

● 氯吡格雷：抑制二磷酸腺苷（ADP）受体，阻断血小板聚集，常用于冠心病、心肌梗死等疾病的治疗。

（2）抗凝药物

● 肝素：通过激活抗凝血酶，抑制凝血过程，常用于急性血栓症、心肺手术等。

● 低分子肝素（如依诺肝素等）：与肝素类似，但具有更长的作用时间和更稳定的效果，用于静脉血栓栓塞、急性冠状动脉综合征等。

● 热源性凝血酶抑制剂（如阿加曲班）：抑制凝血酶，用于心肌梗死、不稳定型心绞痛等。

（3）口服抗凝药物（新型口服抗凝药）

● 单抗类口服抗凝药（如阿哌沙班）：直接抑制凝血酶活

性,用于静脉血栓栓塞的预防和治疗。

- 凝血因子 X a 抑制剂(如利伐沙班):抑制凝血因子 X a 的活性,用于静脉血栓栓塞和非瓣膜性房颤的预防和治疗。

(4)维生素 K 拮抗剂(口服抗凝药):双香豆素、华法林抑制维生素 K 的活性,干扰凝血因子的合成,用于静脉血栓栓塞、心房颤动等疾病的治疗。

93 哪些情况需要使用抗凝药物?

西医说

(1)静脉血栓栓塞的治疗和预防:抗凝药物被广泛用于深静脉血栓形成和肺栓塞的治疗和预防。常用的抗凝药物包括普通肝素、低分子肝素、华法林(维生素 K 拮抗剂)以及新型口服抗凝药物如凝血因子 X a 抑制剂和单抗类抗凝药物。

(2)心房颤动的抗凝治疗:对于有心房颤动的患者,抗凝药物可以帮助预防血栓形成和减少卒中的风险。常用的抗凝药物包括华法林和新型口服抗凝药物如达比加群酯、利伐沙班等。

(3)人工心脏瓣膜植入术后的抗凝治疗:在植入人工心脏瓣膜后,抗凝药物可以预防瓣膜血栓形成。华法林是常用的口服抗凝药物。

(4)血栓性疾病的治疗:抗凝药物可用于治疗其他血栓性疾病,如深静脉血栓形成、肺栓塞、心肌梗死、中风等。

（5）高危人群的预防：一些有高危因素的人群可能需要抗凝药物进行预防，如长时间卧床的患者、大手术后的患者、癌症患者等。

第18章　常用心血管药物的解读和指导

94 常用的心血管药物有哪些？

西医说

（1）抗高血压药物

- 利尿剂：如袢利尿剂氢氯噻嗪、吲达帕胺、托拉塞米等。

- 血管紧张素转换酶抑制剂：如卡托普利、依那普利等。

- 血管紧张素Ⅱ受体拮抗剂：如氯沙坦、缬沙坦等。

- 钙通道阻滞剂：如氨氯地平、非洛地平等。

β 受体阻滞剂：如美托洛尔、阿替洛尔等。

（2）抗心绞痛药物

- 硝酸酯类药物：如硝酸甘油、异山梨酯等。

- β 受体阻滞剂：如美托洛尔、阿替洛尔等。

- 钙通道阻滞剂：如氨氯地平、地尔硫卓等。

（3）抗心律失常药物

- 钠通道阻滞剂：如普鲁卡因胺、奎尼丁等。

- β 受体阻滞剂：如美托洛尔、阿替洛尔等。

- 钙通道阻滞剂：如维拉帕米、地尔硫卓等。

- 钾通道阻滞剂：如胺碘酮、索他洛尔等。

（4）抗血栓药物

- 抗血小板药物：如阿司匹林、氯吡格雷等。

- 抗凝药物：如华法林、凝血酶抑制剂等。

（5）脂质调节药物（降脂药物）：他汀类药物如阿托伐他汀、辛伐他汀等。

95 怎样选择理想的心血管药物？

 西医说

选择理想的心血管药物需要综合考虑以下几个因素：

（1）疾病类型和病情严重程度：不同的心血管疾病可能需要使用不同类型的药物。例如，高血压患者可能需要抗高血压药物，而冠心病患者可能需要抗心绞痛药物或抗血栓药物。根据患者的具体疾病类型和病情严重程度，医生会按照相关指南和临床经验选择合适的药物。

（2）个体化治疗目标：治疗心血管疾病的目标可能因人而异。有些患者可能需要控制血压或心率，而对于其他患者，主要目标可能是预防血栓形成或降低胆固醇水平。医生会根据患者的个体化治疗目标选择合适的药物。

（3）药物的疗效和安全性：在选择药物时，医生会考虑药物的疗效和安全性。一些药物对特定心血管疾病的治疗效果更好，或者对特定的患者人群更安全。医生会根据患者的情况权衡药物的疗效和安全性，并选择合适的药物。

（4）其他疾病和药物的相互作用：患者可能同时患有其他疾病，并且正在使用其他药物。在选择心血管药物时，医生会考虑其他疾病和药物之间的相互作用，以避免不良反应或药物之间的冲突。

96　心血管疾病常用中药方剂有哪些？

中医说

（一）心血管疾病常用中药方

（1）安神定志丸

功效：镇惊定志，养心安神。

方中龙齿、朱砂镇惊宁神；茯苓、茯神、石菖蒲、远志安神定志；人参益气养心。可加琥珀、磁石重镇安神。

（2）归脾汤

功效：补血养心，益气安神。

方中当归、龙眼肉补养心血；黄芪、人参、白术、炙甘草益气以生血；茯神、远志、酸枣仁宁心安神；木香行气，令补而不滞。

（3）黄连阿胶汤

功效：滋阴清火，养心安神。

方中黄连、黄芩清心火；阿胶、芍药滋阴养血；鸡子黄滋阴清热两相兼顾。可加酸枣仁、珍珠母、生牡蛎等加强安神定悸。

（4）桂枝甘草龙骨牡蛎汤

功效：温补心阳，安神定悸。

方中桂枝、炙甘草温补心阳；生龙齿、生牡蛎安神定悸。

（5）苓桂术甘汤

功效：振奋心阳，化气利水。

方中茯苓淡渗利水；桂枝、炙甘草通阳化气；白术健脾祛湿。

（6）桃仁红花煎

功效：活血化瘀，理气通络。

方中桃仁、红花、丹参、赤芍、川芎活血化瘀；延胡索、香附、青皮理气通脉止痛；生地黄、当归养血和血。

（7）黄连温胆汤

功效：清热化痰，宁心安神。

方中黄连苦寒泻火，清心除烦；温胆汤清热化痰。

（8）当归四逆汤

功效：温经散寒，活血通痹。

方以桂枝、细辛温散寒邪，通阳止痛；当归、芍药养血活血；芍药、甘草缓急止痛；通草通利血脉；大枣健脾益气。全方共呈温经散寒、活血通痹之效。

（9）柴胡疏肝散

功效：疏调气机，和血舒脉。

本方由四逆加香附、川芎、陈皮组成。四逆散能疏肝理气，其中柴胡与枳壳相配可升降气机，白芍与甘草同用可缓急舒脉止痛，加香附、陈皮以增强理气解郁之功，香附又为气中血药，川芎为血中气药，故可活血且能调畅气机。全方共奏疏调气机、和血舒脉功效。

（10）瓜蒌薤白半夏汤加味

功效：通阳泄浊，豁痰开结。

方以瓜蒌、薤白化痰通阳,行气止痛;半夏理气化痰。常加枳实、陈皮行气滞,破痰结;加石菖蒲化浊开窍;加桂枝温阳化气通脉;加干姜、细辛温阳化饮,散寒止痛。全方加味后共奏通阳化饮、泄浊化痰、散结止痛功效。

（11）血府逐瘀汤

功效:活血化瘀,通脉止痛。

由桃红四物汤合四逆散加牛膝、桔梗组成。以桃仁、红花、川芎、赤芍、牛膝活血祛瘀而通血脉;柴胡、桔梗、枳壳、甘草调气疏肝;当归、生地黄补血调肝,活血而不耗血,理气而不伤阴。

（12）保元汤

功效:补养心气,鼓动心脉。

方以人参、黄芪大补元气,扶助心气;炙甘草甘温益气,通经利脉,行血气;肉桂辛热补阳,温通血脉;或以桂枝易肉桂,有通阳、行瘀之功;生姜温中。

（13）天王补心丹

功效:滋阴清热,养心安神。

本方以生地黄、玄参、天门冬、麦门冬、丹参、当归滋阴养血而泻虚火;人参、茯苓、柏子仁、酸枣仁、五味子、远志补心气,养心神;朱砂重镇安神;桔梗载药上行。

（14）参附汤合桂枝甘草汤

功效:补益阳气,温振心阳。

方中人参、附子大补元气,温补真阳;桂枝、甘草温阳化气,振奋心阳,两方共奏补益阳气之功。

（15）天麻钩藤饮

功效：平肝潜阳,滋养肝肾。

方中天麻、钩藤、石决明平肝熄风；黄芩、栀子清肝泻火；益母草活血利水；牛膝引血下行,配合杜仲、桑寄生补益肝肾；茯神、夜交藤养血安神定志。全方共奏平肝潜阳、滋补肝肾之功。

（16）龙胆泻肝汤

功效：清肝泻火,清利湿热。

方用龙胆草、栀子、黄芩清肝泻火；柴胡、甘草疏肝清热调中；木通、泽泻、车前子清利湿热；生地黄、当归滋阴养血。全方清肝泻火利湿,清中有养,泻中有补。

（17）半夏白术天麻汤

功效：燥湿祛痰,健脾和胃。

方中二陈汤理气调中,燥湿祛痰；配白术补脾除湿,天麻养肝熄风；甘草、生姜、大枣健脾和胃,调和诸药。

（18）通窍活血汤

功效：活血化瘀,通窍活络。

方中赤芍、川芎、桃仁、红花活血化瘀通络；麝香芳香走窜,开窍散结止痛,老葱散结通阳；黄酒辛窜,以助血行；大枣甘温益气,缓和药性,配合活血化瘀、通阳散结开窍之品,以防耗伤气血。

（19）左归丸

功效：滋养肝肾,养阴填精。

方中熟地黄、山茱萸、山药滋阴补肾；枸杞、菟丝子补益肝肾,鹿角霜助肾气,三者生精补髓,牛膝强肾益精,引药入肾；龟板胶滋阴降火,补肾壮骨。

（二）心血管疾病常用中成药

（1）参松养心胶囊

由人参、麦门冬、山茱萸、丹参、炒酸枣仁、桑寄生、赤芍、土鳖虫、甘松、黄连、南五味子、龙骨组成。此药益气养阴,活血通络,清心安神。用于治疗冠心病室性早搏属气阴两虚、心络瘀阻证,症见心悸不安,气短乏力,动则加剧,胸部闷痛,失眠多梦,盗汗,神倦懒言。

（2）稳心颗粒

由党参、黄精、三七、琥珀、甘松组成。此药益气养阴,活血化瘀。用于气阴两虚、心脉瘀阻所致的心悸不宁、气短乏力、胸闷胸痛;室性早搏、房性早搏见上述症候者。

（3）宁心宝胶囊

成分:虫草头孢菌粉。宁心宝胶囊可提高窦性心律,改善窦房结、房室传导功能,增强心脏功能。用于多种心律失常,房室传导阻滞,难治性缓慢型心律失常,传导阻滞。

（4）益心舒片

由人参、麦门冬、五味子、黄芪、丹参、川芎、山楂组成。此药益气复脉,活血化瘀,养阴生津。用于气阴两虚,心悸脉结代,胸闷不舒、胸痛及冠心病心绞痛见上述症候者。

（5）心可舒片

由丹参、葛根、三七、山楂、木香组成。此药活血化瘀,行气止痛。用于气滞血瘀引起的胸闷、心悸、头晕、头痛、颈项疼痛;冠心病心绞痛、高血脂、高血压、心律失常见上述证候者。

（6）心宝丸

由洋金花、人参、肉桂、附子、鹿茸、冰片、人工麝香、三七、蟾酥组成。此药温补心肾，益气助阳，活血通脉。用于治疗心肾阳虚、心脉瘀阻引起的慢性心功能不全；窦房结功能不全引起的心动过缓、病窦综合征以及缺血性心脏病引起的心绞痛及心电图缺血性改变。注意，阴虚内热、肝阳上亢、痰火内盛者以及孕妇、青光眼患者忌服。

（7）生脉饮

由红参、麦门冬、五味子组成。此药益气，养阴生津。用于气阴两亏，心悸气短，脉微自汗。注意，脾胃虚弱、呕吐泄泻、腹胀便溏、咳嗽痰多者慎用。

（8）天王补心丸

由生地黄、五味子、当归身、天门冬、麦门冬、柏子仁、酸枣仁、人参、玄参、丹参、茯苓、远志、桔梗组成。此药滋阴养血，补心安神。用于心阴不足，心悸健忘，失眠多梦，大便干燥。

（9）柏子养心丸

由柏子仁、党参、炙黄芪、川芎、当归、茯苓、制远志、酸枣仁、肉桂、醋五味子、半夏曲、炙甘草、朱砂组成。此药补气，养血，安神。用于心气虚寒，心悸易惊，失眠多梦，健忘。柏子养心丸含朱砂、半夏，应在医师指导下按规定剂量服用。

（10）黄杨宁片

行气活血，通络止痛。用于气滞血瘀所致的胸痹心痛、脉结代；冠心病、心律失常见上述证候者。

（11）复方丹参片

复方丹参片主要包括丹参、三七等中药材，能够有效地扩张患者狭窄的动脉,促进心肌的氧供给,对心脑血管急性症状具有很好的缓解作用。但患者在服用复方丹参片时,不能喝酒或吃油腻食物,否则可能会对药效造成一定的影响。

(12)心脑清软胶囊

心脑清软胶囊是比较常见的治疗心血管疾病的中成药,主要由红花油、维生素B6等组成,能够有效改善体内的血液循环,对脑供血不足、脑动脉硬化等疾病有较好的治疗效果。

(三)心血管疾病常用中药注射剂

(1)黄芪注射液

具有益气养元、扶正祛邪、通脉养心、健脾利湿的作用。配合应用疏通经络、促进血液循环的药物,可起到行气活血止痛的效果。黄芪能改善微循环,清除自由基,恢复脑神经功能。黄芪补气作用较强,副作用少,性价比较高。

(2)清开灵注射液

清开灵注射液是在传统中成药"安宫牛黄丸"的基础上改进而研制成的针剂,具有清热解毒、化痰通络、醒神开窍之功效。主要成分为牛黄、水牛角、金银花、黄芩、栀子等的提取物。具有清热解毒、化痰通络、醒神开窍之功能。常用于外感高热症及中风急症。

(3)血塞通注射液

主要成分是三七总皂苷。具有扩张血管、清除自由基、改善血液黏滞性和高凝状态、防止血小板聚集、提高超氧化物歧化酶的活性,对缺血、缺氧引起的缺血性心脑血管病,有良好的改善微循环、保护心脑细胞的作用。

（4）复方丹参注射液

主要成分：丹参、降香。有保护心肌缺血缺氧、清除自由基、保护肝损害、镇静、改善血液流变性等作用。主要用于胸中憋闷、心绞痛、慢性肝炎和肾功能不全。

（5）川芎嗪注射液

有抗血小板聚集、扩张小动脉、改善微循环、活血化瘀作用，并对已聚集的血小板有解聚作用。常用于闭塞性脑血管疾病如脑供血不全、脑血栓形成、脑栓塞及其他缺血性血管疾病如冠心病、脉管炎等。

（6）葛根素注射液

可扩张血管，降低血黏度，促进血液循环，增加心、脑血流量，降低组织耗氧及组织代谢。常用于辅助治疗冠心病、心绞痛、心肌梗死、视网膜动、静脉阻塞、突发性耳聋及缺血性脑血管病、小儿病毒性心肌炎、糖尿病等。

（7）丹红注射液

由丹参、红花按科学配方提取的复方制剂，有活血通络、祛瘀止痛之功效，为治疗冠心病心绞痛之高效、安全的理想药物。

（8）苦碟子注射液

有抑制氧自由基、防治缺血/再灌注损伤、扩张血管、增加心脑血流量、增加纤溶活性、降低心肌耗氧量、改善微循环、镇痛、镇静及解除平滑肌痉挛的作用。临床观察发现，苦碟子注射液对缺血性心脑血管疾病、血管神经性头痛的临床症状的改善具有较好疗效。

（9）银杏达莫注射液

有效成分为银杏叶的提取物和双嘧达莫的复方制剂。具有扩张脑血管、抗血小板活化因子、增加血流量、消除自由基等功效。常用于预防和治疗冠心病、血栓栓塞性疾病。

（10）冠心宁注射液

主要成分为丹参和川芎。具有活血化瘀、通脉养心作用。用于治疗冠心病心绞痛。

（11）舒血宁注射液

主要成分为银杏叶。可调节血管张力，抑制血小板凝聚，降低血液黏稠度，增加缺血脏器血流量，改善微循环及血流变，清除自由基，减轻有害物质的损害，保护神经细胞。主要用于缺血性心脑血管疾病、冠心病、心绞痛、脑栓塞、脑血管痉挛等。

（12）红花注射液

有活血化瘀、消肿止痛作用。主要用于治疗闭塞性脑血管疾病、冠心病、心肌梗死、脉管炎等。

（13）参附注射液

参附注射液是治疗心血管疾病比较常见的一种注射液，包含红参、附片等中药材，对于出血性休克、哮喘等疾病的治疗效果是显而易见的。还能够在一定程度上缓解心脑血管疾病的症状。

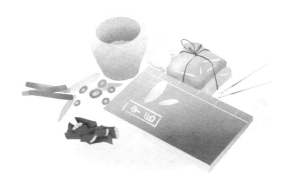

第五篇

心血管疾病的中西医联合诊疗

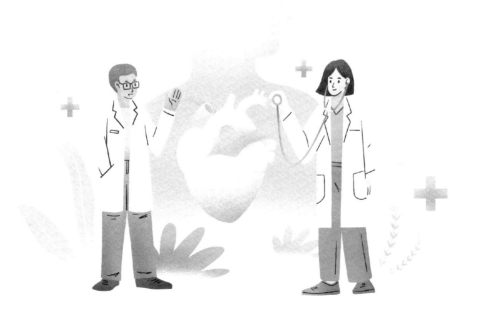

第19章　中西医结合治疗的原则和方法

97 中西医结合治疗心血管疾病的原则是什么？

中西医结合治疗心血管疾病的原则包括以下几点：

（1）综合评估：综合运用中医和西医的诊断方法，全面评估患者的病情和体质，确定最适合患者的治疗方案。

（2）个体化治疗：根据患者的具体情况，制定个体化的治疗方案，包括药物治疗、手术治疗、介入治疗等，以提高治疗效果和减少不良反应。

（3）综合疗效评估：通过综合评估中医和西医治疗的疗效，及时调整治疗方案，以达到最佳的治疗效果。

（4）强调预防为主：注重心血管疾病的预防和早期干预，包括控制饮食、锻炼身体、戒烟限酒、减轻压力等，以降低患者的心血管病发病率和死亡率。

（5）促进健康生活方式：通过中西医结合，指导患者养成良好的生活习惯和健康行为，如合理饮食、适度运动、保持良好的心态等，以改善心血管疾病的预后。

（6）综合治疗手段：结合中医和西医的治疗方法，如中药、穴位按摩、针灸、推拿等中医手段与西医的药物治疗、手术治疗、介入治疗等相结合，以提高治疗效果。

总之,中西医结合治疗心血管疾病的原则是以患者为中心,综合运用中西医的优势,制定个体化的治疗方案,综合评估疗效,强调预防为主,并促进健康生活方式。

98 中西医结合治疗心血管疾病的方法是什么?

中西医结合治疗心血管疾病的方法是将中医和西医的治疗方法相结合,综合运用药物治疗、手术治疗、心理治疗、营养疗法、运动疗法等方法。

(1)药物治疗:中医使用中药调理气血、清热解毒、活血化瘀等方法,西医使用药物控制血压、降低血脂、抗凝、扩血管等方法。

(2)手术治疗:包括冠状动脉搭桥术、血管成形术、心脏瓣膜置换术等治疗方法,结合中医针灸、拔罐等辅助治疗。

(3)心理治疗:通过心理疏导、放松训练、认知行为疗法等方法,减轻心理压力,提高患者的心理抗逆能力。

(4)营养疗法:包括合理饮食、限制盐分、低脂饮食、增加膳食纤维等,通过调整饮食结构改善血脂、血糖控制。

(5)运动疗法:通过有氧运动、适度的力量训练等方法,改善心血管功能,增加心肺功能,减轻心脏负荷。

(6)中医辅助疗法:包括针灸、拔罐、艾灸等方法,通过调理气血、舒筋活络、疏通经络等,促进血液循环,改善心血管疾病症状。

中西医结合治疗心血管疾病的方法综合运用了中医和西医的优势,能够更全面、个体化地治疗心血管疾病,提高治疗效果。

第20章 中西医联合诊疗的重点和难点

99 中西医联合诊疗的重点是什么?

中西医联合诊疗心血管疾病的重点是综合运用中医和西医的理论和方法,综合分析患者的病情、病因、病机,制定个体化的治疗方案。重点包括以下几个方面:

(1)个体化治疗:根据患者的具体情况,包括病情、病因、病机、体质等因素,制定个体化的治疗方案,以达到最佳治疗效果。

(2)综合调理:中西医联合诊疗注重综合调理,不仅仅局限于症状的缓解,还包括调整生活方式、饮食习惯、心理状况等,促进身体的整体健康。

(3)中西医结合:中医注重辨证施治,通过辨别病情的不同类型,运用中药、针灸、推拿等治疗方法进行调理。西医则注重依靠先进的医学技术和药物治疗,如手术、药物干预等。中西医结合可以发挥各自的优势,提高治疗效果。

(4)预防为主:中西医联合诊疗强调心血管疾病的预防,包括控制危险因素、采取健康生活方式、合理饮食等,以减少疾病的发生和发展。

总之,中西医联合诊疗心血管疾病的重点是个体化治疗、综合调理、中西医结合和预防为主,以提高治疗效果和患者的整体健康水平。

100 中西医联合诊疗的难点是什么？

中西医联合诊疗心血管疾病的难点主要涉及以下几个方面：

（1）诊断标准差异：中西医对于心血管疾病的诊断标准存在一定差异，中医强调整体观察和辨病辨证，而西医则更加注重实验室检查和影像学检查。因此，在诊断过程中，如何将两种医学模式进行整合并达成一致的诊断标准是一个难点。

（2）临床路径差异：中西医在治疗心血管疾病上采用了不同的临床路径和治疗方案。中医注重整体调理和辨证施治，而西医则更加注重对症治疗。如何在中西医之间找到平衡点，并确定最佳的治疗路径是一个难题。

（3）治疗方式差异：中西医的治疗方式也存在一定差异。中医注重全身调理，包括中药调理、针灸、推拿等，而西医更注重药物治疗、手术治疗等。中西医如何在治疗方式上进行融合和优化，以提高治疗效果也是一个难点。

（4）专业知识差异：中西医的专业知识体系和理论基础存在一定差异，医生之间需要进行专业知识的交流和沟通。然而，由于专业知识的差异性，中西医之间的交流存在一定的困难和障碍。

（5）患者心理因素：患者对中西医的认知和信任程度也存在差异，有些患者更倾向于西医治疗，而对中医治疗持怀疑态度。如何解决患者的心理因素，提高患者对中西医联合诊疗的认可度和信任度也是一个难点。